PRZEWODNIK DLA PO POCZĄTKUJĄCEJ PIELĘGNIARKI
NIEZBĘDNE WSKAZÓWKI I ETYKIETA

Informacja o prawach autorskich

Wszelkie prawa zastrzeżone. Żadna część tej książki nie może być powielana, rozpowszechniana ani przesyłana w jakiejkolwiek formie i w jakikolwiek sposób, w tym poprzez fotokopiowanie, nagrywanie lub innymi metodami elektronicznymi lub mechanicznymi, bez uprzedniej pisemnej zgody wydawcy, z wyjątkiem przypadków dozwolonych przez prawo autorskie.

Wstęp:

Witamy w satysfakcjonującym i dynamicznym świecie pielęgniarstwa! Wyruszając w tę podróż, rozpoczynasz zawód, który jest nie tylko niezbędny dla opieki zdrowotnej, ale także niezwykle satysfakcjonujący na poziomie osobistym. Niniejsza książka, „Przewodnik dla początkującej pielęgniarki: niezbędne wskazówki i etykieta", ma być kompleksowym towarzyszem na wczesnych etapach kariery pielęgniarskiej.

Pielęgniarstwo to coś więcej niż tylko praca; to powołanie i zobowiązanie do troski o innych w ich najbardziej bezbronnych chwilach. Niezależnie od tego, czy jesteś świeżo po ukończeniu szkoły pielęgniarskiej, czy przechodzisz z innej kariery, czeka Cię niezliczona ilość możliwości rozwoju, uczenia się i wywierania pozytywnego wpływu na życie pacjentów i ich rodzin.

We wstępie omówimy, co to znaczy być pielęgniarką, jakie wyjątkowe wyzwania i radości możesz napotkać oraz w jaki sposób ta książka pomoże ci przejść przez ekscytującą podróż, która Cię czeka.

Zajmijmy się przede wszystkim istotą pielęgniarstwa. W swej istocie pielęgniarstwo polega na zapewnianiu współczującej i holistycznej opieki osobom przez całe życie, od urodzenia do końca życia. Obejmuje nie tylko umiejętności techniczne potrzebne do leczenia, ale także wsparcie emocjonalne i rzecznictwo niezbędne do promowania zdrowia i dobrego samopoczucia.

Jako pielęgniarka znajdziesz się na styku nauki i człowieczeństwa, stosując praktyki oparte na dowodach, a jednocześnie kontaktując się z pacjentami na głęboko ludzkim poziomie. Właśnie ta dwoistość sprawia, że pielęgniarstwo jest zarówno wyzwaniem, jak i niezwykle satysfakcjonującym. Będziesz świadkiem odporności ludzkiego ducha, będziesz świętować triumfy i zapewniać pocieszenie w czasach niepewności.

Jednym z najbardziej niezwykłych aspektów pielęgniarstwa jest jego różnorodność. Dziedzina ta oferuje szeroką gamę specjalizacji i placówek, od oddziałów intensywnej terapii po lokalne ośrodki zdrowia, od oddziałów pediatrycznych po sale operacyjne. Niezależnie od tego, czy interesuje Cię dynamiczne środowisko pielęgniarstwa ratunkowego, czy długoterminowe relacje budowane w podstawowej opiece zdrowotnej, w pielęgniarstwie istnieje nisza, która jest zgodna z Twoimi zainteresowaniami i mocnymi stronami.

Jednakże wraz z dużą różnorodnością pojawia się potrzeba zdolności adaptacyjnych i uczenia się przez całe życie. Pielęgniarstwo to zawód, który stale ewoluuje pod wpływem postępu technologicznego, zmian w polityce zdrowotnej i zmian potrzeb społecznych. Dlatego też, jako początkująca pielęgniarka, istotne jest przyjęcie nastawienia na ciągły wzrost i rozwój.

Książka ta została napisana tak, aby zapewnić Ci podstawową wiedzę i praktyczne umiejętności potrzebne do osiągnięcia sukcesu jako początkująca pielęgniarka. Każdy rozdział został starannie opracowany i uwzględnia kluczowe aspekty praktyki pielęgniarskiej, od opanowania podstawowych umiejętności klinicznych po radzenie sobie ze złożonymi dylematami etycznymi. Dowiesz się o skutecznych technikach komunikacji, profesjonalizmie i etykiecie w placówkach opieki zdrowotnej oraz strategiach samoopieki i rozwoju kariery.

Co więcej, ta książka nie jest drogą jednokierunkową. Został zaprojektowany tak, aby był interaktywny i zachęcał do refleksji nad własnymi doświadczeniami, wyznaczania celów rozwoju osobistego i zawodowego oraz angażowania się w samoocenę w celu zidentyfikowania obszarów wymagających poprawy. Znajdziesz praktyczne wskazówki, scenariusze z życia wzięte i dające do myślenia pytania, które zmuszą Cię do krytycznego myślenia i stosowania swojej wiedzy w różnych kontekstach.

Podróżując po tych stronach, pamiętaj, że nie jesteś sam. Każda pielęgniarka, niezależnie od poziomu doświadczenia, była kiedyś początkująca, tak jak Ty. Masz ogromną społeczność mentorów, współpracowników i innych pielęgniarek, którzy są gotowi wspierać Cię i prowadzić po drodze.

Zatem z otwartym umysłem i współczującym sercem wyruszmy razem w tę przygodę. Witamy w świecie pielęgniarstwa, gdzie każdy dzień przynosi nowe możliwości, aby coś zmienić. Niezależnie od tego, czy pocieszasz przestraszonego pacjenta, opowiadasz się za lepszą polityką opieki zdrowotnej, czy po prostu słuchasz, wiedz, że twój wkład ma znaczenie i że jesteś częścią szlachetnego zawodu poświęconego uzdrawianiu i człowieczeństwu.

Zrozumienie ról pielęgniarskich

Pielęgniarstwo to zawód złożony z różnorodnych ról i obowiązków. Od opiekunów przyłóżkowych po pielęgniarki z zaawansowaną praktyką – każda rola pielęgniarska odgrywa kluczową rolę w zapewnianiu wysokiej jakości opieki nad pacjentem oraz promowaniu zdrowia i dobrego samopoczucia w społecznościach. W tym rozdziale omówimy różne role pielęgniarek, ich wyjątkowy wkład w opiekę zdrowotną oraz ścieżki edukacyjne wymagane do ich realizacji.

Podstawą praktyki pielęgniarskiej są dyplomowane pielęgniarki (RN), które stanowią największą część personelu pielęgniarskiego. RN są odpowiedzialne za zapewnienie bezpośredniej opieki nad pacjentem, ocenę potrzeb pacjenta, opracowywanie planów opieki, podawanie leków i współpracę z innymi pracownikami służby zdrowia w celu zapewnienia kompleksowego leczenia. Pracują w różnych placówkach, w tym w szpitalach, klinikach, zakładach opieki długoterminowej i lokalnych ośrodkach zdrowia, i mogą specjalizować się w takich dziedzinach, jak pielęgniarstwo medyczno-chirurgiczne, intensywna opieka, pediatria lub zdrowie psychiczne.

Licencjonowane pielęgniarki praktyczne (LPN) i licencjonowane pielęgniarki zawodowe (LVN) są niezbędnymi członkami zespołu pielęgniarskiego, zapewniającymi podstawową opiekę pielęgniarską pod nadzorem RN lub lekarzy. Do ich obowiązków może należeć przyjmowanie parametrów życiowych, podawanie leków, pomoc w codziennych czynnościach i monitorowanie postępów pacjenta. LPN/LVN zazwyczaj pracują w placówkach opieki długoterminowej, ośrodkach rehabilitacyjnych i przychodniach, gdzie odgrywają kluczową rolę we wspieraniu zdrowia i dobrego samopoczucia pacjentów.

Certyfikowani asystenci pielęgniarscy (CNA) zapewniają bezpośrednią opiekę pacjentom pod nadzorem RN lub LPN/LVN. Pomagają w czynnościach takich jak kąpiel, ubieranie, karmienie i poruszanie się, a także mogą wykonywać takie zadania, jak mierzenie parametrów życiowych i dokumentowanie informacji o pacjencie.

CNA są często zatrudniani w domach opieki, placówkach opieki i szpitalach, gdzie pełnią funkcję cennych członków zespołu opieki zdrowotnej, zapewniając pacjentom pomoc niezbędną do utrzymania zdrowia i godności.

Pielęgniarki zarejestrowane w zaawansowanej praktyce (APRN) to doskonale wyszkolone pielęgniarki, które ukończyły studia wyższe i zaawansowane szkolenie kliniczne w specjalistycznej dziedzinie praktyki. Do APRN zaliczają się pielęgniarki (NP), dyplomowane pielęgniarki położne (CNM), pielęgniarki kliniczne (CNS) i dyplomowane pielęgniarki anestezjologiczne (CRNA). Te zaawansowane pielęgniarki mają uprawnienia do diagnozowania i leczenia chorób, przepisywania leków, zlecania badań diagnostycznych i zapewniania pacjentom kompleksowych usług opieki zdrowotnej przez cały okres ich życia. Często działają samodzielnie lub we współpracy z lekarzami, w zależności od przepisów państwowych i specyfiki wykonywanej praktyki.

Pielęgniarki praktykujące (NP) to pielęgniarki z zaawansowaną praktyką, które specjalizują się w opiece podstawowej, praktyce rodzinnej, opiece doraźnej, pediatrii, gerontologii, psychiatrii lub innych obszarach opieki zdrowotnej. Oceniają pacjentów, diagnozują schorzenia, opracowują plany leczenia oraz edukują osoby i rodziny w zakresie promocji zdrowia i zapobiegania chorobom. Kraje członkowskie odgrywają kluczową rolę w poprawie dostępu do opieki, szczególnie w społecznościach o niedostatecznej dostępności, gdzie mogą pełnić funkcję świadczeniodawców podstawowej opieki zdrowotnej lub współpracować z lekarzami w celu świadczenia kompleksowych usług opieki zdrowotnej.

Certyfikowane pielęgniarki położne (CNM) to pielęgniarki z zaawansowaną praktyką, które specjalizują się w zdrowiu kobiet, opiece prenatalnej, porodzie i opiece poporodowej. Zapewniają kobietom holistyczną, skoncentrowaną na rodzinie opiekę przez cały cykl życia reprodukcyjnego, w tym opiekę prenatalną, wsparcie podczas porodu oraz usługi ginekologiczne. CNM promują naturalny poród i umożliwiają kobietom podejmowanie świadomych decyzji dotyczących możliwości opieki zdrowotnej, zapewniając jednocześnie interwencje medyczne, gdy jest to konieczne, aby zapewnić bezpieczeństwo i dobro matki i dziecka.

Pielęgniarki kliniczne (CNS) to pielęgniarki z zaawansowaną praktyką, które specjalizują się w określonym obszarze praktyki klinicznej, takim jak onkologia, intensywna opieka zdrowotna, leczenie cukrzycy lub zdrowie psychiatryczno-psychiatryczne. Zapewniają fachowe wskazówki kliniczne i wsparcie dla personelu pielęgniarskiego, opracowują wytyczne dotyczące praktyki oparte na dowodach, prowadzą badania i uczestniczą w inicjatywach poprawy jakości w celu poprawy wyników leczenia pacjentów. CNS pełnią rolę ekspertów klinicznych i agentów zmian w organizacjach opieki zdrowotnej, stymulując innowacje i doskonałość w praktyce pielęgniarskiej.

Certyfikowane pielęgniarki anestezjologiczne (CRNA) to pielęgniarki z zaawansowaną praktyką, które specjalizują się w opiece anestezjologicznej. Podają znieczulenie podczas zabiegów chirurgicznych, monitorują parametry życiowe pacjentów i łagodzą ból przed, w trakcie i po operacji. CRNA współpracują z chirurgami, anestezjologami i innymi członkami zespołu chirurgicznego, aby zapewnić pacjentowi bezpieczeństwo i komfort przez cały okres okołooperacyjny. Posiadają specjalistyczną wiedzę i umiejętności z zakresu farmakologii, fizjologii i technik podawania znieczulenia, co pozwala im zapewnić wysokiej jakości opiekę anestezjologiczną pacjentom w każdym wieku i złożoności medycznej.

Oprócz tych podstawowych ról pielęgniarskich istnieje wiele specjalistycznych obszarów i zaawansowanych stanowisk pielęgniarskich, które pielęgniarki mogą wykonywać w oparciu o swoje zainteresowania, wiedzę specjalistyczną i cele zawodowe. Mogą to być role takie jak pielęgniarki edukujące, menedżerki pielęgniarek, pielęgniarki badacze, pielęgniarki informatyki i pielęgniarki-przedsiębiorcy, a każda z nich oferuje unikalne możliwości rozwoju zawodowego i rozwoju w dziedzinie pielęgniarstwa.

Aby kontynuować karierę pielęgniarską, należy ukończyć formalny program edukacji i zdać krajowy egzamin licencyjny, aby uzyskać licencję pielęgniarską. Wymagania edukacyjne różnią się w zależności od pożądanej roli pielęgniarki, przy czym stanowiska podstawowe zazwyczaj wymagają dyplomu, stopnia naukowego lub tytułu licencjata w dziedzinie pielęgniarstwa (BSN), podczas gdy role na stanowiskach zaawansowanych mogą wymagać tytułu magistra lub doktora pielęgniarstwa. Ponadto pielęgniarki muszą przestrzegać etycznych standardów praktyki, utrzymywać kompetencje poprzez ciągłe kształcenie i rozwój zawodowy oraz stać na straży wartości zawodu pielęgniarki, w tym współczucia, uczciwości i rzecznictwa na rzecz pacjentów i rodzin.

Podsumowując, pielęgniarstwo obejmuje szeroki zakres ról i obowiązków, z których każdy odgrywa istotną rolę w zapewnianiu wysokiej jakości opieki nad pacjentem oraz promowaniu zdrowia i dobrego samopoczucia w społecznościach. Od opiekunów przyłóżkowych po klinicystów zajmujących się zaawansowaną praktyką – pielęgniarki mają szansę znacząco zmienić życie innych, wykorzystując swoją wiedzę, umiejętności i współczucie, aby poprawić wyniki i poprawić doświadczenia pacjentów. Rozpoczynając swoją przygodę z pielęgniarstwem, uwzględniaj różnorodność dostępnych Ci ról, szukaj możliwości rozwoju i zawsze staraj się przestrzegać w swojej praktyce wartości, takich jak profesjonalizm, uczciwość i doskonałość.

Podstawowe umiejętności pielęgniarskie

W dziedzinie pielęgniarstwa biegłość w zakresie podstawowych umiejętności pielęgniarskich stanowi kamień węgielny kompetentnej i pełnej współczucia opieki nad pacjentem. Te podstawowe umiejętności obejmują szerokie spektrum zadań, począwszy od oceny parametrów życiowych po pomoc w codziennych czynnościach. W tym rozdziale zagłębimy się w podstawowe umiejętności pielęgniarskie, które musi opanować każda pielęgniarka, aby zapewnić bezpieczną i skuteczną opiekę pacjentom w różnych placówkach opieki zdrowotnej.

Do podstawowych umiejętności pielęgniarskich należy przede wszystkim umiejętność dokładnej oceny i rejestracji parametrów życiowych. Objawy życiowe, w tym temperatura, tętno, ciśnienie krwi i częstość oddechów, dostarczają ważnych informacji o stanie fizjologicznym pacjenta i pomagają pielęgniarkom monitorować oznaki choroby lub pogorszenie. Właściwa technika i dbałość o szczegóły mają kluczowe znaczenie podczas pomiaru parametrów życiowych, zapewniając dokładne gromadzenie danych i szybką interwencję w przypadku wykrycia nieprawidłowości.

Pomiar temperatury można przeprowadzić różnymi metodami, w tym termometrem w jamie ustnej, pachowej, bębenkowej i tętnicy skroniowej. Każda metoda ma swoje zalety i ograniczenia, a pielęgniarki muszą wybrać najodpowiedniejszą technikę w oparciu o wiek, stan i poziom współpracy pacjenta. Niezależnie od zastosowanej metody istotne jest przestrzeganie standardowych protokołów i dokładne dokumentowanie pomiarów temperatury.

Ocena tętna obejmuje ocenę częstości, rytmu i jakości bicia serca. Tętno można wyczuć w różnych miejscach tętnic, np. tętnicy promieniowej, ramiennej, szyjnej i stopy, w zależności od wieku i stanu klinicznego pacjenta. Pielęgniarki powinny regularnie oceniać tętno i dokumentować wyniki, zwracając uwagę na wszelkie nieprawidłowości lub zmiany, które mogą wskazywać na dysfunkcję układu krążenia lub niestabilność hemodynamiczną.

Pomiar ciśnienia krwi jest kolejnym kluczowym elementem podstawowych umiejętności pielęgniarskich. Ciśnienie krwi odzwierciedla siłę wywieraną przez krążącą krew na ściany tętnic i jest mierzone za pomocą sfigmomanometru i stetoskopu lub automatycznego ciśnieniomierza. Aby zapewnić wiarygodne wyniki, pielęgniarki muszą przestrzegać właściwej techniki, prawidłowo ułożyć pacjenta, wybrać odpowiedni rozmiar mankietu i dokładnie interpretować odczyty ciśnienia krwi.

Ocena częstości oddechów polega na zliczeniu liczby oddechów, jakie pacjent wykonuje na minutę. Częstość oddechów może się różnić w zależności od czynników takich jak wiek, poziom aktywności i podstawowe warunki zdrowotne, dlatego też pielęgniarki muszą monitorować trendy w czasie i rozpoznawać odchylenia od wartości wyjściowych. Nieprawidłowa częstość oddechów może wskazywać na niewydolność oddechową, niedrożność dróg oddechowych lub inne powikłania płucne wymagające natychmiastowej interwencji.

Oprócz oceny parametrów życiowych podstawowe umiejętności pielęgniarskie obejmują różne techniki pomagania pacjentom w czynnościach życia codziennego (ADL) oraz zapewniania podstawowych środków higieny i komfortu. Umiejętności te obejmują pomoc przy kąpieli, pielęgnacji, korzystaniu z toalety, ubieraniu się i karmieniu, a także zmianę pozycji i przenoszenie pacjentów, aby zapobiec urazom uciskowym i utrzymać mobilność.

Skuteczna komunikacja to kolejna podstawowa umiejętność pielęgniarska niezbędna do budowania relacji z pacjentami, gromadzenia istotnych informacji i współpracy z członkami zespołu medycznego. Pielęgniarki muszą komunikować się jasno i ze współczuciem, używając zarówno werbalnych, jak i niewerbalnych wskazówek, aby wyrazić empatię, szacunek i zrozumienie. Aktywne słuchanie, techniki komunikacji terapeutycznej i wrażliwość kulturowa to istotne aspekty skutecznej komunikacji w praktyce pielęgniarskiej.

Kontrola zakażeń jest kluczowym elementem podstawowych umiejętności pielęgniarskich, szczególnie w kontekście zapobiegania zakażeniom związanym z opieką zdrowotną (HAI) i minimalizowania rozprzestrzeniania się chorób zakaźnych. Pielęgniarki muszą przestrzegać standardowych środków ostrożności, w tym higieny rąk, stosowania środków ochrony osobistej (PPE) i właściwych technik dezynfekcji, aby chronić siebie i swoich pacjentów przed narażeniem na patogeny. Podawanie leków to kolejna podstawowa umiejętność pielęgniarska wymagająca dbałości o szczegóły i przestrzegania ustalonych protokołów. Pielęgniarki muszą posiadać wiedzę na temat podawanych przez siebie leków, w tym wskazań, dawek, dróg podawania, skutków ubocznych i potencjalnych interakcji. Muszą także weryfikować tożsamość pacjentów, oceniać alergie na leki i dokładnie dokumentować podanie, aby zapewnić bezpieczeństwo pacjenta i zgodność z normami regulacyjnymi.

Opatrywanie ran jest istotnym aspektem podstawowych umiejętności pielęgniarskich, szczególnie w takich sytuacjach, jak opieka doraźna, opieka długoterminowa i opieka domowa. Pielęgniarki muszą oceniać rany pod kątem oznak infekcji, wspomagać gojenie poprzez odpowiednie opatrunki i techniki pielęgnacji ran oraz edukować pacjentów i opiekunów w zakresie praktyk samoopieki, aby zapobiec powikłaniom i ułatwić powrót do zdrowia.

Wreszcie dokumentacja jest kluczowym elementem podstawowych umiejętności pielęgniarskich, ponieważ służy jako prawny zapis świadczonej opieki i ułatwia komunikację między członkami zespołu opieki zdrowotnej. Pielęgniarki muszą dokumentować oceny, interwencje, reakcje pacjentów i inne istotne informacje w sposób jasny, zwięzły i terminowy, zgodnie z polityką instytucji i wymogami regulacyjnymi.

Podsumowując, podstawowe umiejętności pielęgniarskie obejmują szeroki zakres zadań i obowiązków niezbędnych do zapewnienia bezpiecznej, skutecznej i pełnej współczucia opieki nad pacjentami w różnych placówkach opieki zdrowotnej. Opanowanie tych umiejętności wymaga połączenia wiedzy, biegłości technicznej, oceny klinicznej i umiejętności komunikacji interpersonalnej. Poprzez ciągłe doskonalenie swoich umiejętności i bycie na bieżąco z najlepszymi praktykami i wytycznymi opartymi na dowodach, pielęgniarki mogą wypełniać swoje obowiązki zawodowe i znacząco zmieniać życie osób, którym służą.

Kontrola infekcji

Kontrola zakażeń jest podstawą praktyki pielęgniarskiej i jest niezbędna do utrzymania bezpieczeństwa pacjentów, zapobiegania zakażeniom związanym z opieką zdrowotną (HAI) i promowania zdrowia publicznego. W każdym środowisku opieki zdrowotnej, niezależnie od tego, czy jest to szpital, klinika, zakład opieki długoterminowej czy lokalny ośrodek zdrowia, pielęgniarki odgrywają kluczową rolę we wdrażaniu środków kontroli zakażeń, aby zminimalizować przenoszenie patogenów i zapewnić bezpieczne środowisko dla pacjentów, pracowników służby zdrowia i gości. W tym rozdziale omówimy zasady kontroli infekcji, wspólne strategie zapobiegania infekcjom oraz rolę pielęgniarek w promowaniu kultury bezpieczeństwa i higieny.

Przede wszystkim kluczowe jest zrozumienie łańcucha infekcji, czyli modelu koncepcyjnego ilustrującego czynniki niezbędne do przenoszenia czynników zakaźnych. Łańcuch infekcji składa się z sześciu ogniw: czynnika zakaźnego, rezerwuaru, portalu wyjścia, sposobu przenoszenia, portalu wejścia i podatnego żywiciela. Przerywając którekolwiek z tych połączeń, pielęgniarki mogą zapobiec rozprzestrzenianiu się infekcji i chronić osoby przed zarażeniem.

Pierwszym ogniwem łańcucha infekcji jest czynnik zakaźny, czyli patogen odpowiedzialny za wywołanie choroby. Czynniki zakaźne mogą obejmować bakterie, wirusy, grzyby, pasożyty i inne mikroorganizmy zdolne do wywoływania infekcji u ludzi. Pielęgniarki muszą posiadać wiedzę na temat charakterystyki powszechnych patogenów, w tym sposobów ich przenoszenia, okresów inkubacji i wrażliwości na środki przeciwdrobnoustrojowe, aby skutecznie zapobiegać infekcjom i je kontrolować.

Drugim ogniwem w łańcuchu infekcji jest rezerwuar, czyli źródło czynnika zakaźnego. Zbiorniki mogą obejmować ludzi, zwierzęta, powierzchnie środowiskowe, sprzęt medyczny oraz skażoną żywność lub wodę. Pielęgniarki muszą wdrożyć środki mające na celu identyfikację i wyeliminowanie źródeł infekcji, takie jak właściwa higiena rąk, czyszczenie i dezynfekcja środowiska oraz bezpieczne obchodzenie się i usuwanie skażonych materiałów.

Trzecie i czwarte ogniwo w łańcuchu infekcji to portal wyjścia i sposób przenoszenia, które odnoszą się odpowiednio do dróg, którymi czynniki zakaźne opuszczają zbiornik i są przenoszone odpowiednio na podatnych żywicieli. Typowe drogi przenoszenia obejmują kontakt bezpośredni, kontakt pośredni, transmisję kropelkową, transmisję drogą powietrzną i transmisję wektorową. Pielęgniarki muszą wdrożyć odpowiednie środki ostrożności w zakresie kontroli infekcji, takie jak standardowe środki ostrożności, środki ostrożności oparte na transmisji i protokoły izolacji, aby zapobiec rozprzestrzenianiu się infekcji i chronić osoby bezbronne przed narażeniem na patogeny.

Piątym ogniwem w łańcuchu infekcji jest portal wejścia, który oznacza drogę, którą czynniki zakaźne przedostają się do organizmu podatnego żywiciela. Portale wejścia mogą obejmować błony śluzowe, drogi oddechowe, przewód pokarmowy, układ moczowo-płciowy i pęknięcia w skórze. Pielęgniarki muszą promować praktyki higieniczne, które minimalizują ryzyko przedostania się patogenu, takie jak higiena rąk, higiena dróg oddechowych i praktyki bezpiecznego wykonywania iniekcji, aby zapobiec rozprzestrzenianiu się infekcji u podatnych osób.

Ostatnim ogniwem w łańcuchu infekcji jest podatny gospodarz, czyli osoba, która jest narażona na ryzyko zakażenia czynnikiem zakaźnym. Czynniki podatności mogą obejmować wiek, podstawowe schorzenia, stan obniżonej odporności i predyspozycje genetyczne. Pielęgniarki muszą oceniać pacjentów pod kątem czynników ryzyka infekcji, edukować ich w zakresie środków zapobiegawczych i zapewniać zindywidualizowaną opiekę, aby zmniejszyć ich podatność na infekcje.

Oprócz zrozumienia łańcucha infekcji pielęgniarki muszą przestrzegać standardowych środków ostrożności, czyli zestawu praktyk kontroli infekcji mających na celu zapobieganie przenoszeniu czynników zakaźnych w placówkach opieki zdrowotnej. Standardowe środki ostrożności obejmują higienę rąk, stosowanie środków ochrony osobistej, takich jak rękawiczki, fartuchy, maski i środki ochrony oczu, higienę dróg oddechowych i etykietę kaszlu, bezpieczne praktyki wstrzykiwania oraz czyszczenie i dezynfekcję środowiska. Przestrzegając konsekwentnie i rygorystycznie standardowych środków ostrożności, pielęgniarki mogą chronić siebie, swoich pacjentów i inne osoby przed rozprzestrzenianiem się infekcji.

Higiena rąk jest jednym z najważniejszych elementów kontroli infekcji i najskuteczniejszym środkiem zapobiegania przenoszeniu patogenów. Pielęgniarki mają obowiązek higieny rąk przed i po kontakcie z pacjentem, przed i po wykonaniu zabiegów inwazyjnych, po zdjęciu rękawiczek oraz po kontakcie z materiałami potencjalnie zakaźnymi. Higienę rąk można przeprowadzać przy użyciu wody z mydłem lub środków na bazie alkoholu, w zależności od okoliczności i obecności widocznych zanieczyszczeń. Pielęgniarki muszą także promować higienę rąk wśród pacjentów, gości i innych pracowników służby zdrowia, aby zmniejszyć ryzyko zakażenia krzyżowego i przeniesienia infekcji.

Oprócz higieny rąk, czyszczenie i dezynfekcja środowiska są niezbędne do zmniejszenia obciążenia mikrobiologicznego i zapobiegania rozprzestrzenianiu się patogenów w placówkach opieki zdrowotnej. Pielęgniarki muszą dopilnować, aby miejsca opieki nad pacjentem, sprzęt i powierzchnie często dotykane były regularnie czyszczone i dezynfekowane przy użyciu odpowiednich środków dezynfekcyjnych i czyszczących. Sprzątanie otoczenia należy wykonywać zgodnie z ustalonymi protokołami, ze szczególnym uwzględnieniem często dotykanych powierzchni, takich jak klamki, włączniki światła, poręcze łóżek i sprzęt medyczny. Utrzymując czyste i higieniczne środowisko, pielęgniarki mogą zminimalizować ryzyko infekcji związanych z opieką zdrowotną oraz promować bezpieczeństwo i dobre samopoczucie pacjentów.

W placówkach opieki zdrowotnej pielęgniarki odgrywają kluczową rolę w zapobieganiu przenoszeniu chorób zakaźnych poprzez wdrażanie środków ostrożności w zakresie izolacji. Środki ostrożności związane z izolacją to dodatkowe środki kontroli zakażeń stosowane w celu zapobiegania przenoszeniu określonych patogenów, które mogą stanowić ryzyko dla pacjentów, pracowników służby zdrowia lub innych osób przebywających w placówce opieki zdrowotnej. Środki ostrożności związane z izolacją mogą obejmować środki ostrożności w przypadku kontaktu, środki ostrożności przed kropelkami, środki ostrożności w powietrzu oraz specjalne środki ostrożności w przypadku określonych chorób, takich jak gruźlica, odra i ospa wietrzna. Pielęgniarki muszą posiadać wiedzę na temat wskazań do stosowania środków ostrożności w izolacji, prawidłowego stosowania środków ochrony indywidualnej oraz właściwych technik wdrażania protokołów izolacji, aby skutecznie zapobiegać rozprzestrzenianiu się infekcji.

Oprócz wdrażania środków kontroli zakażeń na poziomie indywidualnym, pielęgniarki muszą także promować kulturę bezpieczeństwa i higieny w swoich organizacjach opieki zdrowotnej. Obejmuje to uczestnictwo w komitetach ds. kontroli zakażeń, inicjatywy na rzecz poprawy jakości oraz programy edukacyjne i szkoleniowe personelu mające na celu poprawę świadczenia bezpiecznej i wysokiej jakości opieki nad pacjentem. Pielęgniarki muszą także służyć jako wzorce do naśladowania dla swoich kolegów, wykazując przestrzeganie praktyk w zakresie kontroli zakażeń oraz opowiadając się za zasobami i wsparciem w celu utrzymania bezpiecznego i zdrowego środowiska pracy.

Podsumowując, kontrola zakażeń jest podstawowym aspektem praktyki pielęgniarskiej, niezbędnym do utrzymania bezpieczeństwa pacjentów, zapobiegania zakażeniom związanym z opieką zdrowotną i promowania zdrowia publicznego. Pielęgniarki odgrywają kluczową rolę we wdrażaniu środków kontroli zakażeń, w tym higieny rąk, standardowych środków ostrożności, czyszczenia i dezynfekcji środowiska, środków ostrożności w izolacji oraz promowaniu kultury bezpieczeństwa w organizacjach opieki zdrowotnej. Przestrzegając najlepszych praktyk i wytycznych opartych na dowodach, pielęgniarki mogą zminimalizować ryzyko przeniesienia infekcji i stworzyć bezpieczne i wspierające środowisko dla pacjentów, pracowników służby zdrowia i społeczności.

Bezpieczeństwo pacjenta

Bezpieczeństwo pacjenta to podstawowa zasada praktyki pielęgniarskiej i świadczenia opieki zdrowotnej, obejmująca szeroki zakres strategii i inicjatyw mających na celu zapobieganie błędom medycznym, minimalizowanie zdarzeń niepożądanych i promowanie dobrostanu pacjentów. Zapewnienie bezpieczeństwa pacjentów jest wspólną odpowiedzialnością podmiotów świadczących opiekę zdrowotną, w tym pielęgniarek, lekarzy, farmaceutów, pokrewnych pracowników służby zdrowia i administratorów opieki zdrowotnej. W tym rozdziale zbadamy znaczenie bezpieczeństwa pacjentów, wspólne wyzwania i ryzyko, kluczowe strategie promowania bezpieczeństwa pacjentów oraz rolę pielęgniarek w ochronie zdrowia i dobrostanu pacjentów.

Przede wszystkim należy uznać, że bezpieczeństwo pacjentów ma ogromne znaczenie w opiece zdrowotnej, ponieważ pacjenci, poszukując opieki medycznej, powierzają podmiotom świadczącym opiekę zdrowotną swoje życie i dobre samopoczucie. Każdy pacjent ma prawo do bezpiecznej, wysokiej jakości i wolnej od szkód opieki, niezależnie od jego wieku, płci, pochodzenia etnicznego, statusu społeczno-ekonomicznego czy stanu zdrowia. Pielęgniarki mają obowiązek nadawać priorytet bezpieczeństwu pacjentów we wszystkich aspektach swojej praktyki, od podawania leków, przez zabiegi chirurgiczne, po planowanie wypisu, a także opowiadać się za polityką i praktykami, które zwiększają bezpieczeństwo pacjentów i minimalizują ryzyko.

Jednym z głównych wyzwań związanych z bezpieczeństwem pacjentów jest występowanie błędów medycznych, czyli zdarzeń niepożądanych, których można uniknąć, wynikających z zaniedbań podmiotu świadczącego opiekę zdrowotną, awarii systemów lub awarii komunikacji. Błędy medyczne mogą mieć poważne konsekwencje dla pacjentów, w tym obrażenia, niepełnosprawność i śmierć, a także mogą podważyć zaufanie do systemu opieki zdrowotnej. Typowe rodzaje błędów medycznych obejmują błędy w leczeniu, błędy diagnostyczne, błędy chirurgiczne, infekcje związane z opieką zdrowotną, upadki i błędy w komunikacji. Pielęgniarki muszą zachować czujność w identyfikowaniu błędów medycznych i zapobieganiu im, wdrażaniu strategii ograniczania błędów oraz wspieraniu kultury bezpieczeństwa w swoich organizacjach opieki zdrowotnej.

Bezpieczeństwo leków jest kluczowym elementem bezpieczeństwa pacjenta, ponieważ leki są powszechnie przepisywane, wydawane i podawane w placówkach opieki zdrowotnej i mogą mieć znaczący wpływ na wyniki leczenia pacjentów. Błędy w leczeniu, takie jak nieprawidłowe dawkowanie, droga podawania i interakcje leków, są główną przyczyną możliwych do uniknięcia zdarzeń niepożądanych w opiece zdrowotnej. Pielęgniarki odgrywają kluczową rolę w bezpieczeństwie leków, weryfikując zamówienia na leki, dokładnie je podając, edukując pacjentów na temat stosowanych przez nich leków i monitorując działania niepożądane leków. Pielęgniarki muszą także przestrzegać protokołów bezpieczeństwa leków, takich jak pięć praw dotyczących podawania leków (właściwy pacjent, właściwy lek, właściwa dawka, właściwa droga i właściwy czas) oraz korzystanie z technologii skanowania kodów kreskowych w celu weryfikacji podania leku.

Innym krytycznym aspektem bezpieczeństwa pacjentów jest kontrola zakażeń, której celem jest zapobieganie zakażeniom związanym z opieką zdrowotną (HAI) i minimalizowanie rozprzestrzeniania się chorób zakaźnych w placówkach opieki zdrowotnej. Zakażenia HAI to zakażenia, które pacjenci nabywają w trakcie korzystania z opieki medycznej i którym często można zapobiec, stosując odpowiednie środki kontroli zakażeń. Do częstych zakażeń HAI zalicza się zakażenia miejsca operowanego, zakażenia krwi związane z wkłuciem centralnym, zakażenia dróg moczowych związane z cewnikiem i zapalenie płuc związane z respiratorem. Pielęgniarki muszą wdrożyć praktyki kontroli infekcji, takie jak higiena rąk, czyszczenie i dezynfekcja środowiska, standardowe środki ostrożności, środki ostrożności oparte na transmisji i protokoły izolacji, aby zapobiec przenoszeniu patogenów i chronić pacjentów, pracowników służby zdrowia i gości przed infekcją.

Zapobieganie upadkom to kolejny krytyczny aspekt bezpieczeństwa pacjentów, szczególnie wśród grup szczególnie wrażliwych, takich jak osoby starsze, pacjenci z upośledzeniami ruchowymi oraz osoby otrzymujące leki wpływające na równowagę i koordynację. Upadki są najczęstszą przyczyną urazów i hospitalizacji pacjentów i mogą powodować poważne powikłania, w tym złamania, urazy głowy i pogorszenie funkcjonowania. Pielęgniarki muszą oceniać pacjentów pod kątem czynników ryzyka upadku, wdrażać interwencje zapobiegające upadkom, takie jak alarmy łóżkowe, obuwie antypoślizgowe i pomoce ułatwiające poruszanie się, a także edukować pacjentów i opiekunów na temat strategii zapobiegania upadkom. Pielęgniarki muszą także regularnie przeprowadzać ocenę ryzyka upadku, dokumentować interwencje zapobiegające upadkom i współpracować z członkami zespołu interdyscyplinarnego, aby rozwiązać problemy związane z bezpieczeństwem pacjenta.

Komunikacja i praca zespołowa to istotne elementy bezpieczeństwa pacjentów, ponieważ skuteczna komunikacja między podmiotami świadczącymi opiekę zdrowotną, pacjentami i rodzinami ma kluczowe znaczenie dla zapobiegania błędom medycznym, koordynowania opieki i promowania dobrostanu pacjenta. Pielęgniarki muszą komunikować się jasno, dokładnie i z szacunkiem z pacjentami i ich rodzinami, przekazując informacje o ich planach opieki, możliwościach leczenia i instrukcjach wypisu. Pielęgniarki muszą także współpracować z członkami zespołów interdyscyplinarnych, takimi jak lekarze, farmaceuci, fizjoterapeuci i pracownicy socjalni, aby zapewnić kompleksowe zaspokojenie potrzeb pacjentów oraz bezpieczną i skuteczną opiekę. Skuteczne strategie komunikacji obejmują stosowanie standardowych protokołów przekazywania informacji, technik komunikacji w pętli zamkniętej oraz umiejętności asertywnej komunikacji w celu wyjaśniania zleceń, potwierdzania informacji i wyrażania obaw dotyczących bezpieczeństwa pacjenta.

Oprócz rozwiązywania bezpośrednich problemów związanych z bezpieczeństwem pacjentów pielęgniarki muszą także promować kulturę bezpieczeństwa w swoich organizacjach opieki zdrowotnej, tworząc środowisko, w którym świadczeniodawcy czują się komfortowo zgłaszając błędy, sytuacje potencjalnie wypadkowe i problemy związane z bezpieczeństwem bez obawy przed karą. Kultura bezpieczeństwa pacjenta obejmuje wartości organizacyjne, postawy, przekonania i zachowania związane z bezpieczeństwem i wpływają na nią takie czynniki, jak zaangażowanie przywództwa, zaangażowanie personelu, otwartość komunikacyjna i klimat bezpieczeństwa. Pielęgniarki mogą przyczyniać się do tworzenia pozytywnej kultury bezpieczeństwa, dając przykład, uczestnicząc w inicjatywach dotyczących bezpieczeństwa i projektach poprawy jakości oraz opowiadając się za politykami i procedurami dotyczącymi bezpieczeństwa pacjentów. Współpracując nad priorytetowym traktowaniem bezpieczeństwa pacjentów, podmioty świadczące opiekę zdrowotną mogą stworzyć bezpieczniejsze środowisko dla pacjentów, poprawić jakość opieki i zmniejszyć ryzyko wystąpienia zdarzeń niepożądanych.

Podsumowując, bezpieczeństwo pacjenta jest podstawowym aspektem praktyki pielęgniarskiej i świadczenia opieki zdrowotnej, wymagającym wielodyscyplinarnego podejścia w celu zapobiegania błędom medycznym, minimalizowania zdarzeń niepożądanych i promowania dobrostanu pacjentów. Pielęgniarki odgrywają kluczową rolę w zapewnianiu bezpieczeństwa pacjentów poprzez identyfikowanie potencjalnych zagrożeń i eliminowanie ich, wdrażanie praktyk bezpieczeństwa opartych na dowodach, opowiadanie się za prawami pacjentów i wspieranie kultury bezpieczeństwa w swoich organizacjach opieki zdrowotnej. Stawiając na pierwszym miejscu bezpieczeństwo pacjenta we wszystkich aspektach świadczenia opieki, pielęgniarki mogą utrzymać najwyższe standardy profesjonalizmu, uczciwości i doskonałości w swojej praktyce oraz przyczynić się do tworzenia bezpieczniejszych i skuteczniejszych systemów opieki zdrowotnej dla wszystkich.

Komunikacja z pacjentami

Skuteczna komunikacja jest podstawą praktyki pielęgniarskiej i odgrywa kluczową rolę w budowaniu relacji terapeutycznych, promowaniu opieki skoncentrowanej na pacjencie i osiąganiu pozytywnych wyników zdrowotnych. Pielęgniarki pełnią rolę łączników między pacjentami a innymi członkami zespołu opieki zdrowotnej, dostarczając informacji, oferując wsparcie i opowiadając się za potrzebami i preferencjami pacjentów. W tym rozdziale zbadamy znaczenie komunikacji z pacjentami, kluczowe zasady komunikacji terapeutycznej, typowe wyzwania i bariery oraz strategie doskonalenia umiejętności komunikacyjnych w praktyce pielęgniarskiej.

Komunikacja to coś więcej niż tylko wymiana słów; obejmuje sygnały werbalne i niewerbalne, aktywne słuchanie, empatię i wrażliwość kulturową. Skuteczna komunikacja obejmuje przekazywanie informacji w sposób jasny, dokładny i pełen szacunku, a także uważne słuchanie obaw pacjentów, potwierdzanie ich emocji oraz budowanie zaufania i porozumienia. Pielęgniarki muszą dostosować swoje podejście komunikacyjne do wyjątkowych potrzeb, preferencji i pochodzenia kulturowego każdego pacjenta, uznając, że skuteczna komunikacja jest niezbędna do promowania bezpieczeństwa, satysfakcji i dobrego samopoczucia pacjentów.

Jednym z głównych celów komunikacji z pacjentami jest nawiązanie relacji terapeutycznej, partnerstwa pomiędzy pielęgniarką a pacjentem, opartego na zaufaniu, szacunku i wzajemnym zrozumieniu. Komunikacja terapeutyczna obejmuje tworzenie wspierającego i nieoceniającego środowiska, w którym pacjenci czują się swobodnie, wyrażając swoje myśli, uczucia i obawy. Pielęgniarki muszą wykazywać się empatią, umiejętnością aktywnego słuchania i prawdziwym zainteresowaniem doświadczeniami pacjentów, potwierdzając ich emocje oraz oferując w razie potrzeby zapewnienie i zachętę. Nawiązując relację terapeutyczną, pielęgniarki mogą rozwijać poczucie partnerstwa i władzy, umożliwiając pacjentom aktywne uczestnictwo w ich opiece i podejmowanie świadomych decyzji dotyczących ich zdrowia.

Jasna i skuteczna komunikacja ma kluczowe znaczenie dla zapewnienia, że pacjenci dogłębnie rozumieją swój stan zdrowia, możliwości leczenia i plany opieki. Pielęgniarki muszą używać prostego języka i unikać żargonu medycznego podczas komunikowania się z pacjentami, dzieląc złożone pojęcia na zrozumiałe informacje, które pacjenci mogą zrozumieć. Pielęgniarki powinny przekazywać informacje w sposób systematyczny i zorganizowany, korzystając z pomocy wizualnych, materiałów pisemnych i innych zasobów, aby zwiększyć zrozumienie i podkreślić kluczowe punkty. Należy zachęcać pacjentów do zadawania pytań, szukania wyjaśnień i aktywnego udziału w dyskusjach na temat ich opieki, co umożliwi im podejmowanie świadomych decyzji i przejmowanie odpowiedzialności za swoje zdrowie.

Oprócz dostarczania informacji pielęgniarki muszą także angażować się w aktywne słuchanie, co jest podstawowym aspektem komunikacji terapeutycznej, która obejmuje pełne skupienie się na werbalnych i niewerbalnych sygnałach pacjenta oraz zrozumienie ich. Aktywne słuchanie wymaga od pielęgniarek obecności w danej chwili, skupienia się na perspektywie pacjenta i powstrzymania się od osądów i z góry przyjętych wyobrażeń. Pielęgniarki powinny stosować pytania otwarte, wypowiedzi refleksyjne i techniki parafrazowania, aby zachęcić pacjentów do podzielenia się swoimi przemyśleniami i uczuciami, zbadania podstawowych obaw i wyjaśnienia nieporozumień. Aktywnie słuchając pacjentów, pielęgniarki mogą wykazać się empatią, potwierdzić ich doświadczenia oraz nawiązać relację pełną zaufania i wsparcia, która wzmacnia sojusz terapeutyczny.

Kompetencje kulturowe to kolejny istotny aspekt komunikacji z pacjentami, szczególnie w dzisiejszym zróżnicowanym i wielokulturowym środowisku opieki zdrowotnej. Pielęgniarki muszą uznawać i szanować przekonania kulturowe, wartości i praktyki pacjentów z różnych środowisk, dostosowując ich styl komunikacji i podejście do indywidualnych potrzeb każdej osoby. Kompetencje kulturowe obejmują wrażliwość na normy kulturowe, preferencje i style komunikacji, a także pokonywanie potencjalnych barier językowych i zapewnianie dostępu do usług tłumacza ustnego, jeśli zajdzie taka potrzeba. Pielęgniarki powinny dążyć do budowania zaufania i dobrych relacji z pacjentami pochodzącymi z różnych środowisk kulturowych, uznając ich punkt widzenia i uwzględniając względy kulturowe w świadczeniu opieki.

Chociaż skuteczna komunikacja ma kluczowe znaczenie dla promowania pozytywnych wyników leczenia pacjentów, pielęgniarki mogą napotkać różne wyzwania i bariery, które mogą utrudniać komunikację i utrudniać relację terapeutyczną. Typowe wyzwania obejmują ograniczenia czasowe, bariery językowe, ograniczenia w zakresie wiedzy zdrowotnej, upośledzenie funkcji poznawczych, niepokój emocjonalny i różnice kulturowe. Pielęgniarki muszą aktywnie stawić czoła tym wyzwaniom, dostosowując swoje strategie komunikacji i stosując kreatywne rozwiązania, aby zapewnić pacjentom potrzebne informacje i wsparcie. Może to obejmować korzystanie z alternatywnych metod komunikacji, takich jak pomoce wizualne, materiały pisemne lub usługi tłumacza, a także współpracę z członkami zespołu interdyscyplinarnego w celu kompleksowego zaspokojenia potrzeb pacjenta.

Podsumowując, komunikacja z pacjentami jest podstawowym aspektem praktyki pielęgniarskiej, niezbędnym do budowania relacji terapeutycznych, promowania opieki skoncentrowanej na pacjencie i osiągania pozytywnych wyników zdrowotnych. Skuteczna komunikacja obejmuje jasne przekazywanie informacji, aktywne słuchanie, okazywanie empatii i wrażliwość kulturową na potrzeby i preferencje pacjentów. Stawiając na pierwszym miejscu umiejętności komunikacyjne i wspierając partnerstwo z pacjentami, pielęgniarki mogą podnieść jakość opieki, poprawić zadowolenie pacjentów i przyczynić się do pozytywnych doświadczeń pacjentów i ich rodzin.

Komunikowanie się z rodzinami

W dziedzinie pielęgniarstwa skuteczna komunikacja wykracza poza interakcje z pacjentami i obejmuje kontakt z ich rodzinami i bliskimi. Rodziny są integralnymi członkami zespołu opieki zdrowotnej, oferującymi wsparcie, dostarczającymi cennych informacji na temat preferencji i potrzeb pacjentów oraz współpracującymi ze świadczeniodawcami w celu zapewnienia wysokiej jakości opieki. Komunikowanie się z rodzinami wymaga wrażliwości, empatii i kompetencji kulturowych, ponieważ pielęgniarki radzą sobie ze złożonymi emocjami, rozwiązują problemy i ułatwiają wspólne podejmowanie decyzji. W tym rozdziale zbadamy znaczenie komunikowania się z rodziną, kluczowe zasady opieki skoncentrowanej na rodzinie, wspólne wyzwania i bariery oraz strategie doskonalenia umiejętności komunikacyjnych w praktyce pielęgniarskiej.

Opieka skoncentrowana na rodzinie to filozofia uznająca znaczenie angażowania rodzin w opiekę nad pacjentami, szczególnie tymi, którzy są bezbronni lub nie są w stanie bronić się. Opieka skoncentrowana na rodzinie kładzie nacisk na współpracę, szacunek i partnerstwo między podmiotami świadczącymi opiekę zdrowotną a rodzinami, których wspólnym celem jest promowanie zdrowia i dobrego samopoczucia pacjentów. Pielęgniarki odgrywają kluczową rolę w ułatwianiu komunikacji i współpracy z rodzinami, pełniąc rolę rzeczników, edukatorów i systemów wsparcia zarówno dla pacjentów, jak i ich bliskich.

Jednym z głównych celów komunikacji z rodzinami jest ustanowienie relacji opartej na zaufaniu i wsparciu, która sprzyja otwartemu dialogowi i wzajemnemu szacunkowi. Pielęgniarki muszą stworzyć przyjazne i włączające środowisko, w którym rodziny czują się cenione, szanowane i uprawnione do uczestniczenia w opiece nad swoimi bliskimi. Obejmuje to aktywne słuchanie obaw rodzin, potwierdzanie ich doświadczeń i uznawanie ich wiedzy specjalistycznej jako partnerów w procesie opieki zdrowotnej. Budując relacje z rodzinami, pielęgniarki mogą ułatwić znaczącą komunikację, rozwiązać potencjalne konflikty lub nieporozumienia oraz promować wspólne zrozumienie potrzeb i preferencji pacjentów.

Jasna i skuteczna komunikacja jest niezbędna, aby zapewnić rodzinom informacje i wsparcie potrzebne do podejmowania świadomych decyzji dotyczących opieki nad bliskimi. Pielęgniarki muszą dostarczać rodzinom dokładnych, aktualnych i zrozumiałych informacji na temat diagnoz pacjentów, planów leczenia, rokowań i instrukcji wypisu. Może to obejmować wyjaśnianie terminologii medycznej prostym językiem, odpowiadanie na pytania, rozwiewanie wątpliwości oraz zapewnianie zasobów lub skierowań w celu uzyskania dodatkowego wsparcia. Pielęgniarki powinny także włączać rodziny w dyskusje na temat planowania opieki, prosząc o ich uwagi i preferencje oraz współpracując z nimi w celu opracowania zindywidualizowanych planów opieki, które będą zgodne z wartościami i celami pacjentów.

Oprócz dostarczania informacji pielęgniarki muszą także angażować się w aktywne słuchanie i empatyczną komunikację, aby potwierdzić emocje i doświadczenia rodziny. Rodziny mogą doświadczać szeregu emocji, w tym strachu, niepokoju, żalu i frustracji, gdy poruszają się po zawiłościach systemu opieki zdrowotnej i wspierają swoich bliskich w chorobie lub urazie. Pielęgniarki muszą wykazywać się empatią, współczuciem i wrażliwością na potrzeby emocjonalne rodziny, oferując pewność, zachętę i wsparcie, gdy radzą sobie w trudnych okolicznościach. Aktywnie słuchając rodzin, pielęgniarki mogą budować zaufanie, budować relacje i wspierać relację terapeutyczną, która wzmacnia współpracę i ułatwia pozytywne wyniki dla pacjentów i ich rodzin.

Kompetencje kulturowe to kolejny istotny aspekt komunikowania się z rodzinami, szczególnie w dzisiejszym zróżnicowanym i wielokulturowym społeczeństwie. Pielęgniarki muszą uznawać i szanować przekonania kulturowe, wartości i praktyki rodzin z różnych środowisk, dostosowując ich styl komunikacji i podejście do indywidualnych potrzeb każdej jednostki. Kompetencje kulturowe obejmują wrażliwość na normy kulturowe, preferencje i style komunikacji, a także pokonywanie potencjalnych barier językowych i zapewnianie dostępu do usług tłumacza ustnego, jeśli zajdzie taka potrzeba. Pielęgniarki powinny starać się budować zaufanie i dobre relacje z rodzinami wywodzącymi się z różnych środowisk kulturowych, uznając ich punkt widzenia i włączając względy kulturowe w świadczeniu opieki.

Chociaż skuteczna komunikacja z rodzinami ma kluczowe znaczenie dla promowania pozytywnych wyników leczenia pacjentów, pielęgniarki mogą napotykać różne wyzwania i bariery, które mogą utrudniać komunikację i utrudniać relację terapeutyczną. Typowe wyzwania obejmują sprzeczne priorytety, bariery językowe, ograniczenia w zakresie wiedzy zdrowotnej, różnice kulturowe i niepokój emocjonalny. Pielęgniarki muszą aktywnie stawić czoła tym wyzwaniom, dostosowując swoje strategie komunikacji i stosując kreatywne rozwiązania, aby zapewnić rodzinom potrzebne informacje i wsparcie. Może to obejmować korzystanie z alternatywnych metod komunikacji, takich jak pomoce wizualne, materiały pisemne lub usługi tłumacza ustnego, a także współpracę z członkami zespołu interdyscyplinarnego w celu kompleksowego zaspokojenia potrzeb rodziny.

Podsumowując, komunikacja z rodziną jest podstawowym aspektem praktyki pielęgniarskiej, niezbędnym do budowania partnerstw opartych na współpracy, promowania opieki skoncentrowanej na rodzinie i osiągania pozytywnych wyników dla pacjentów i ich bliskich. Skuteczna komunikacja polega na budowaniu zaufania, przekazywaniu dokładnych i zrozumiałych informacji, wykazywaniu się empatią i kompetencjami kulturowymi oraz aktywnym włączaniu rodzin w opiekę nad bliskimi. Stawiając na pierwszym miejscu umiejętności komunikacyjne i rozwijając znaczące relacje z rodzinami, pielęgniarki mogą podnieść jakość opieki, zwiększyć zadowolenie rodziny oraz przyczynić się do pozytywnych doświadczeń pacjentów i ich rodzin.

Komunikacja zespołowa

Skuteczna komunikacja w zespołach opieki zdrowotnej ma kluczowe znaczenie dla zapewnienia bezpiecznej opieki wysokiej jakości, promowania współpracy interdyscyplinarnej i osiągania pozytywnych wyników leczenia pacjentów. Zespoły opieki zdrowotnej składają się z różnorodnych specjalistów posiadających wyjątkową wiedzę i perspektywy, w tym pielęgniarek, lekarzy, farmaceutów, terapeutów, pracowników socjalnych i innych pokrewnych pracowników służby zdrowia. Jasna, terminowa i pełna szacunku komunikacja między członkami zespołu jest niezbędna do koordynowania opieki, dzielenia się informacjami, podejmowania decyzji i zaspokajania potrzeb pacjenta. W tym rozdziale zbadamy znaczenie komunikacji zespołowej, kluczowe zasady skutecznej komunikacji, wspólne wyzwania i bariery oraz strategie poprawiania umiejętności komunikacyjnych w zespołach opieki zdrowotnej.

Sukces świadczenia opieki zdrowotnej zależy w dużej mierze od zdolności interdyscyplinarnych zespołów do skutecznej i wydajnej współpracy w celu zaspokojenia potrzeb pacjentów. Komunikacja zespołowa obejmuje wymianę informacji, pomysłów i opinii pomiędzy członkami zespołu, mając na celu osiągnięcie wspólnych celów i zapewnienie optymalnej opieki nad pacjentem. Skuteczna komunikacja w zespole wymaga aktywnego słuchania, przejrzystości wypowiedzi, wzajemnego szacunku oraz chęci współpracy i kompromisu dla większego dobra pacjenta.

Jednym z głównych celów komunikacji zespołowej jest zapewnienie, że wszyscy członkowie zespołu opieki zdrowotnej są na bieżąco informowani o stanie pacjentów, planach leczenia i potrzebach w zakresie opieki. Wiąże się to z terminowym i dokładnym udostępnianiem istotnych informacji, takich jak oceny pacjentów, wyniki badań, zamówienia leków i plany opieki. Pielęgniarki odgrywają kluczową rolę w ułatwianiu komunikacji między członkami zespołu, pełniąc funkcję łączników między pacjentami, rodzinami i innymi podmiotami świadczącymi opiekę zdrowotną oraz zapewniając skuteczne i kompleksowe przekazywanie informacji.

Skuteczna komunikacja w zespole obejmuje także aktywne uczestnictwo i zaangażowanie wszystkich członków zespołu, niezależnie od ich roli i poziomu doświadczenia. Członkowie zespołu muszą być zachęcani do dzielenia się swoimi punktami widzenia, zadawania pytań, wyrażania obaw i wnoszenia wkładu w procesy decyzyjne w sposób oparty na współpracy i szacunku. Pielęgniarki mogą promować aktywne uczestnictwo w zespołach opieki zdrowotnej, promując kulturę otwartości, zaufania i bezpieczeństwa psychicznego, w której wszyscy członkowie czują się cenieni, wspierani i uprawnieni do wnoszenia swojej wiedzy i spostrzeżeń.

Jasna i zwięzła komunikacja jest niezbędna, aby członkowie zespołu zrozumieli komunikaty i skutecznie na nie zareagowali. Pielęgniarki muszą używać języka odpowiedniego dla słuchaczy, unikając żargonu medycznego i złożonej terminologii, która może być myląca lub niedostępna dla innych. Komunikacja powinna być dostosowana do potrzeb i preferencji poszczególnych członków zespołu, biorąc pod uwagę takie czynniki, jak znajomość języka, pochodzenie kulturowe i wiedza zawodowa. Pielęgniarki powinny także korzystać z różnorodnych metod komunikacji, takich jak spotkania twarzą w twarz, dokumentacja pisemna, platformy komunikacji elektronicznej i rozmowy telefoniczne, aby skutecznie i dokładnie przekazywać informacje.

Oprócz dzielenia się informacjami skuteczna komunikacja w zespole obejmuje aktywne słuchanie, empatię i szacunek dla różnorodnych perspektyw. Pielęgniarki muszą uważnie słuchać opinii innych członków zespołu, starając się zrozumieć ich punkty widzenia i obawy oraz reagować w sposób przemyślany i pełen szacunku. Techniki aktywnego słuchania, takie jak parafrazowanie, podsumowywanie i zadawanie pytań wyjaśniających, mogą pomóc w zapewnieniu, że komunikaty zostaną dokładnie zinterpretowane i zrozumiane przez wszystkich członków zespołu. Pielęgniarki powinny także okazywać empatię i współczucie współpracownikom, dostrzegając wyzwania i presje, jakie mogą napotkać na swoich stanowiskach, oraz oferując wsparcie i zachętę, jeśli zajdzie taka potrzeba.

Kompetencje kulturowe to kolejny istotny aspekt komunikacji zespołowej, szczególnie w dzisiejszym zróżnicowanym i wielokulturowym środowisku opieki zdrowotnej. Pielęgniarki muszą uznawać i szanować przekonania kulturowe, wartości i style komunikacji swoich kolegów z różnych środowisk, dostosowując ich podejście komunikacyjne, aby sprzyjać włączeniu społecznemu i zrozumieniu. Kompetencje kulturowe obejmują wrażliwość na normy, preferencje i perspektywy kulturowe, a także pokonywanie potencjalnych barier językowych i zapewnianie dostępu do usług tłumacza ustnego, gdy zajdzie taka potrzeba. Pielęgniarki powinny dążyć do tworzenia w zespołach opieki zdrowotnej środowiska reagującego kulturowo, w którym wszyscy członkowie czują się cenieni, szanowani i uprawnieni do wnoszenia swojego unikalnego spostrzeżenia i wiedzy specjalistycznej.

Chociaż skuteczna komunikacja w zespole ma kluczowe znaczenie dla promowania współpracy i osiągania pozytywnych wyników leczenia pacjentów, zespoły opieki zdrowotnej mogą napotykać różne wyzwania i bariery, które mogą utrudniać komunikację i pracę zespołową. Typowe wyzwania obejmują struktury hierarchiczne, różnice w władzy, sprzeczne priorytety, ograniczenia czasowe i ograniczone zasoby. Pielęgniarki muszą aktywnie stawić czoła tym wyzwaniom, opowiadając się za strategiami i inicjatywami promującymi otwartą komunikację, wzajemny szacunek i wspólne podejmowanie decyzji w zespołach opieki zdrowotnej. Może to obejmować wdrażanie rund interdyscyplinarnych, narad zespołowych lub ustrukturyzowanych narzędzi komunikacji, takich jak SBAR (sytuacja, tło, ocena, rekomendacja), aby usprawnić procesy komunikacji i poprawić wydajność zespołu.

Podsumowując, komunikacja w zespole to podstawowy aspekt świadczenia opieki zdrowotnej, niezbędny do promowania współpracy, zapewniania bezpieczeństwa pacjentów i osiągania pozytywnych wyników dla pacjentów i ich rodzin. Skuteczna komunikacja w zespole obejmuje dzielenie się informacjami, wspieranie aktywnego uczestnictwa, uważne słuchanie, okazywanie empatii i szacunku oraz promowanie kompetencji kulturowych w zespołach opieki zdrowotnej. Pielęgniarki odgrywają kluczową rolę w ułatwianiu komunikacji pomiędzy członkami zespołu, pełniąc rolę rzeczników, edukatorów i liderów w promowaniu kultury skutecznej komunikacji i pracy zespołowej. Stawiając na pierwszym miejscu umiejętności komunikacyjne i wspierając środowisko współpracy w zespołach opieki zdrowotnej, pielęgniarki mogą przyczynić się do poprawy opieki nad pacjentem, usprawnienia pracy zespołowej i większego zadowolenia z pracy wśród członków zespołu.

Profesjonalny wygląd i zachowanie

Profesjonalizm jest podstawowym aspektem praktyki pielęgniarskiej, obejmującym nie tylko umiejętności i wiedzę kliniczną, ale także wygląd i zachowanie. Profesjonalny wygląd i zachowanie pielęgniarki świadczą o kompetencjach, wiarygodności i szacunku dla pacjentów, współpracowników i całego zawodu. W tym rozdziale zbadamy znaczenie utrzymywania profesjonalnego wyglądu i zachowania w praktyce pielęgniarskiej oraz omówimy kluczowe kwestie, które pielęgniarki muszą wziąć pod uwagę, jeśli chodzi o prezentowanie się w sposób odzwierciedlający profesjonalizm i poprawiający opiekę nad pacjentem.

Wygląd pielęgniarki często stanowi pierwsze wrażenie, jakie wywierają na nią pacjenci i współpracownicy, i może znacząco wpłynąć na postrzeganie kompetencji, wiarygodności i rzetelności. Utrzymanie profesjonalnego wyglądu obejmuje przestrzeganie zasad ubioru, standardów higieny osobistej i praktyk higieny osobistej, które odzwierciedlają wartości i oczekiwania zawodu pielęgniarki. Pielęgniarki powinny ubierać się w czysty, schludny i odpowiedni strój, który sprzyja zapewnieniu pacjentowi bezpiecznej i skutecznej opieki, zgodnie z polityką instytucji i standardami zawodowymi dotyczącymi ubioru i wyglądu.

Mundury są powszechnym elementem stroju pielęgniarskiego i służą jako symbol profesjonalizmu i autorytetu. Pielęgniarki powinny nosić czyste i dobrze dopasowane mundury, odpowiednie do ich roli i miejsca pracy, zapewniając pacjentom i współpracownikom elegancki i profesjonalny wizerunek. Mundurki powinny być wolne od zmarszczek, plam i nadmiernych ozdób, a plakietki lub plakietki z nazwiskami powinny być wyraźnie widoczne, aby umożliwić identyfikację pielęgniarki według nazwiska i uprawnień. Pielęgniarki powinny także przestrzegać standardów skromności i profesjonalizmu przy wyborze bielizny i akcesoriów, unikając ubrań, które nadmiernie odsłaniają, rozpraszają lub są obraźliwe.

Higiena osobista to kolejny istotny aspekt profesjonalnego wyglądu, który odzwierciedla zaangażowanie pielęgniarki w opiekę nad pacjentem i bezpieczeństwo. Pielęgniarki powinny przestrzegać dobrych praktyk higieny osobistej, w tym regularnej kąpieli, pielęgnacji i pielęgnacji jamy ustnej, aby zapewnić pacjentom i współpracownikom czysty i profesjonalny wygląd. Obejmuje to utrzymywanie włosów w czystości, starannie ułożonych i z dala od twarzy, a także utrzymywanie przyciętych paznokci i przestrzeganie właściwej higieny rąk. Perfum, wód kolońskich i innych produktów zapachowych należy używać oszczędnie lub całkowicie ich unikać, aby zapobiec reakcjom alergicznym lub nadwrażliwości u pacjentów i współpracowników.

Oprócz utrzymywania profesjonalnego wyglądu pielęgniarki muszą także wykazywać się profesjonalizmem w swoim zachowaniu i interakcjach z innymi. Profesjonalne zachowanie obejmuje szereg cech i atrybutów, w tym uczciwość, odpowiedzialność, niezawodność i etyczne postępowanie. Pielęgniarki powinny zachowywać się w sposób zgodny z wartościami i standardami zawodu pielęgniarki, traktując pacjentów, współpracowników i inne osoby przez cały czas z godnością, szacunkiem i współczuciem.

Umiejętności komunikacyjne są kluczowym elementem profesjonalnego zachowania, ponieważ skuteczna komunikacja jest niezbędna do budowania relacji z pacjentami, współpracy ze współpracownikami i promowania pozytywnych wyników w świadczeniu opieki zdrowotnej. Pielęgniarki powinny komunikować się jasno, uprzejmie i z szacunkiem z pacjentami i współpracownikami, używając języka odpowiedniego dla odbiorców i kontekstu. Obejmuje to aktywne słuchanie obaw pacjentów, terminowe odpowiadanie na pytania i wątpliwości oraz opowiadanie się za potrzebami i preferencjami pacjentów.

Profesjonalne zachowanie obejmuje także wykazanie się kompetencjami kulturowymi i wrażliwością na różnorodne potrzeby pacjentów i współpracowników oraz ich pochodzenie. Pielęgniarki powinny starać się zrozumieć i szanować przekonania, wartości i praktyki kulturowe osób z różnych środowisk kulturowych, etnicznych i społeczno-ekonomicznych, dostosowując ich styl komunikacji i podejście do indywidualnych potrzeb każdej osoby. Obejmuje to pamiętanie o normach kulturowych dotyczących przestrzeni osobistej, dotyku, kontaktu wzrokowego i innych sygnałów niewerbalnych, które mogą się różnić w zależności od kultury.

Etyczne postępowanie jest kolejnym istotnym aspektem postępowania zawodowego w praktyce pielęgniarskiej, gdyż pielęgniarkom powierzono dobro i bezpieczeństwo swoich pacjentów. Pielęgniarki muszą przestrzegać zasad etycznych i standardów praktyki zawodowej, w tym zachować poufność pacjenta, szanować autonomię i świadomą zgodę oraz bronić praw i interesów pacjentów. Pielęgniarki powinny także wykazywać się uczciwością, rzetelnością i przejrzystością w swoich kontaktach z pacjentami, współpracownikami i innymi osobami, przyznając się do błędów i pomyłek oraz podejmując odpowiednie kroki, aby im zaradzić.

Podsumowując, utrzymanie profesjonalnego wyglądu i zachowania jest niezbędne dla pielęgniarek, aby zapewniały pacjentom bezpieczną, skuteczną i pełną współczucia opiekę. Wygląd pielęgniarki świadczy o profesjonalizmie, kompetencjach i szacunku dla pacjentów i współpracowników, podczas gdy profesjonalne zachowanie odzwierciedla uczciwość, odpowiedzialność i etyczne postępowanie. Przestrzegając standardów ubioru, higieny osobistej i zachowania zgodnych z wartościami i oczekiwaniami zawodu pielęgniarki, pielęgniarki mogą zwiększyć swoją wiarygodność zawodową, budować zaufanie i relacje z pacjentami i współpracownikami, a także przyczyniać się do pozytywnych wyników w świadczeniu opieki zdrowotnej.

Zarządzanie czasem i organizacja

Zarządzanie czasem i organizacja to niezbędne umiejętności, które pielęgniarki muszą opanować, aby zapewnić wydajną i skuteczną opiekę nad pacjentem, ustalać priorytety zadań i utrzymywać zdrową równowagę między życiem zawodowym a prywatnym. W dynamicznym i wymagającym środowisku opieki zdrowotnej pielęgniarki muszą potrafić efektywnie zarządzać swoim czasem, efektywnie alokować zasoby i dostosowywać się do zmieniających się priorytetów, aby sprostać potrzebom swoich pacjentów i członków zespołu interdyscyplinarnego. W tym rozdziale omówimy strategie poprawy zarządzania czasem i umiejętności organizacji w praktyce pielęgniarskiej, w tym ustalania priorytetów, tworzenia harmonogramów, delegowania zadań i zarządzania przerwami.

Ustalenie priorytetów jest dla pielęgniarek kluczowym pierwszym krokiem w skutecznym zarządzaniu czasem i organizacji. Ustalanie priorytetów polega na określeniu najważniejszych i najpilniejszych zadań do wykonania oraz odpowiednim przydzieleniu czasu i zasobów. Pielęgniarki powinny wykorzystywać umiejętności krytycznego myślenia i ocenę kliniczną, aby ustalić priorytety działań związanych z opieką nad pacjentem w oparciu o ciężkość stanu pacjenta, złożoność jego potrzeb w zakresie opieki oraz możliwość wystąpienia niekorzystnych skutków. Może to obejmować segregację pacjentów, ocenę ich potrzeb i ustalenie kolejności wykonywania zadań, aby zapewnić bezpieczeństwo i dobro pacjenta.

Tworzenie harmonogramów i procedur może pomóc pielęgniarkom zachować porządek i koncentrację przez całą zmianę. Pielęgniarki powinny opracować harmonogramy dzienne lub zmianowe, określające kluczowe zadania, obowiązki i terminy, zapewniając elastyczność i dostosowanie w razie potrzeby. Może to obejmować korzystanie z narzędzi takich jak planery, kalendarze lub oprogramowanie do elektronicznego planowania w celu zarządzania wizytami, spotkaniami i obowiązkami klinicznymi. Pielęgniarki powinny także przeznaczać czas na przerwy, posiłki i czynności związane z samoopieką, aby zapobiec wypaleniu zawodowemu i utrzymać dobre samopoczucie fizyczne i emocjonalne.

Delegowanie zadań to dla pielęgniarek kolejny ważny aspekt zarządzania czasem i organizacji, szczególnie w placówkach o dużej liczbie pacjentów lub złożonych potrzebach w zakresie opieki. Delegowanie polega na przydzielaniu zadań odpowiednim członkom zespołu w oparciu o ich umiejętności, przeszkolenie i kompetencje, przy jednoczesnym zachowaniu odpowiedzialności za wyniki opieki. Pielęgniarki powinny komunikować się jasno i z szacunkiem ze współpracownikami podczas delegowania zadań, przekazując jasne instrukcje, oczekiwania i harmonogramy, aby zapewnić bezpieczną i skuteczną realizację zadań. Delegowane zadania mogą obejmować rutynowe czynności związane z opieką nad pacjentem, takie jak monitorowanie parametrów życiowych, podawanie leków lub pomoc w higienie, a także zadania niekliniczne, takie jak zaopatrzenie w zapasy lub dokumentowanie danych pacjenta.

Zarządzanie przerwami jest częstym wyzwaniem dla pielęgniarek i może zakłócać przepływ pracy, zwiększać stres i zagrażać bezpieczeństwu pacjentów. Pielęgniarki muszą opracować strategie minimalizacji przerw i zarządzania nimi, aby utrzymać skupienie i koncentrację na podstawowych zadaniach. Może to obejmować wyznaczanie granic ze współpracownikami, pacjentami i gośćmi, na przykład wyznaczanie konkretnych godzin na przerwy lub przekierowywanie niepilnych zapytań do odpowiednich kanałów. Pielęgniarki powinny także ćwiczyć techniki asertywnej komunikacji, takie jak stosowanie zasad „przerw na czas" lub zasad „zamkniętych drzwi", aby proaktywnie i asertywnie reagować na zakłócenia, zapewniając jednocześnie zaspokojenie potrzeb pacjenta.

Wykorzystanie technologii i automatyzacji może usprawnić przepływ pracy i poprawić efektywność praktyki pielęgniarskiej. Pielęgniarki powinny zapoznać się z systemami elektronicznej dokumentacji medycznej (EHR), platformami komunikacyjnymi i innymi narzędziami technologicznymi stosowanymi w ich placówkach opieki zdrowotnej w celu dokumentowania opieki nad pacjentem, komunikowania się ze współpracownikami oraz szybkiego i dokładnego dostępu do informacji. Narzędzia do automatyzacji, takie jak systemy wydawania leków, skanowanie kodów kreskowych i przypomnienia elektroniczne, mogą pomóc pielęgniarkom ograniczyć liczbę błędów, zaoszczędzić czas i efektywnie ustalać priorytety zadań. Pielęgniarki powinny być na bieżąco informowane o postępie w technologii opieki zdrowotnej oraz uczestniczyć w programach szkoleniowych i edukacyjnych, aby podnosić swoją biegłość w posługiwaniu się narzędziami i systemami cyfrowymi.

Utrzymanie uporządkowanego i zorganizowanego środowiska pracy może przyczynić się do lepszego zarządzania czasem i organizacji pracy pielęgniarek. Pielęgniarki powinny utrzymywać miejsca pracy w czystości, porządku i dobrej organizacji, a niezbędne przybory, sprzęt i zasoby były łatwo dostępne i łatwe do zidentyfikowania. Może to obejmować wdrożenie systemów przechowywania, oznaczanie półek i szuflad oraz regularne porządkowanie obszarów roboczych, aby zapobiec rozpraszaniu uwagi i ułatwić efektywny przepływ pracy. Pielęgniarki powinny także opracować systemy zarządzania formalnościami, dokumentacją i innymi zadaniami administracyjnymi, takimi jak korzystanie z systemów archiwizacji, szablonów elektronicznych lub list kontrolnych, aby zachować porządek i działać zgodnie z planem.

Wreszcie samoopieka jest niezbędna, aby pielęgniarki mogły zachować odporność, zapobiegać wypaleniu zawodowemu i utrzymać dobre samopoczucie w dłuższej perspektywie. Pielęgniarki powinny priorytetowo traktować czynności związane z samoopieką, takie jak ćwiczenia, techniki relaksacyjne, hobby i kontakty społeczne, aby naładować baterie i zregenerować siły poza godzinami pracy. Może to obejmować wyznaczanie granic między pracą a życiem osobistym, praktykowanie uważności lub medytacji, szukanie wsparcia u rówieśników lub mentorów oraz uzyskiwanie dostępu do zasobów służących zdrowiu psychicznemu i dobremu samopoczuciu. Inwestując w samoopiekę, pielęgniarki mogą zwiększyć swoją zdolność do skutecznego zarządzania czasem i stresem, utrzymania produktywności i satysfakcji z pracy oraz zapewnienia swoim pacjentom opieki wysokiej jakości.

Podsumowując, zarządzanie czasem i organizacja to niezbędne umiejętności pielęgniarek umożliwiające optymalizację przepływu pracy, ustalanie priorytetów zadań oraz utrzymywanie wydajności i skuteczności w zapewnianiu opieki nad pacjentem. Ustalając priorytety, tworząc harmonogramy, delegując zadania, zarządzając przerwami, wykorzystując technologię, utrzymując zorganizowane środowisko pracy i ćwicząc samoopiekę, pielęgniarki mogą zwiększyć swoją zdolność do efektywnego zarządzania czasem i zasobami, minimalizować stres i wypalenie zawodowe oraz zapewniać bezpieczeństwo, współczucie i wysokiej jakości opieki nad swoimi pacjentami.

Etyka w pielęgniarstwie

Etyka to zasady moralne, które kierują zachowaniem i podejmowaniem decyzji przez jednostki i specjalistów w ich interakcjach z innymi. W pielęgniarstwie względy etyczne mają ogromne znaczenie, ponieważ pielęgniarkom powierza się opiekę nad pacjentami i ich dobre samopoczucie oraz są związane kodeksami etycznymi i standardami postępowania. Dylematy etyczne są powszechne w praktyce pielęgniarskiej i mogą pojawiać się w sytuacjach, w których istnieją sprzeczne wartości, interesy lub obowiązki. W tym rozdziale zbadamy znaczenie etyki w pielęgniarstwie, kluczowe zasady etyczne, powszechne dylematy etyczne i strategie podejmowania decyzji etycznych w praktyce pielęgniarskiej.

Etyka odgrywa kluczową rolę w praktyce pielęgniarskiej, kierując pielęgniarkami w ich interakcjach z pacjentami, rodzinami, współpracownikami i społecznościami. Od pielęgniarek oczekuje się przestrzegania zasad etycznych, takich jak poszanowanie autonomii, dobroczynności, nieszkodzenia, sprawiedliwości, prawdomówności i wierności we wszystkich aspektach swojej praktyki. Poszanowanie autonomii oznacza szanowanie praw pacjentów do podejmowania świadomych decyzji dotyczących ich opieki i leczenia, w tym prawa do odmowy leczenia lub uczestniczenia w decyzjach dotyczących ich opieki. Dobroczynność odnosi się do obowiązku działania w najlepszym interesie pacjentów, promowania ich dobrego samopoczucia i wspierania ich potrzeb. Nieszkodzenie oznacza obowiązek nie wyrządzania krzywdy pacjentowi, unikania działań, które mogą wyrządzić krzywdę lub pogorszyć jego stan. Sprawiedliwość wymaga sprawiedliwego i równego podziału zasobów opieki zdrowotnej oraz dostępu do opieki, zapewniając wszystkim pacjentom opiekę, której potrzebują, niezależnie od ich pochodzenia i okoliczności. Prawdziwość oznacza uczciwość i prawdomówność we wszelkiej komunikacji z pacjentami, współpracownikami i innymi osobami, z poszanowaniem ich prawa do dokładnych informacji. Wierność odnosi się do obowiązku dotrzymywania zobowiązań i zobowiązań zawodowych, w tym zachowania poufności, poszanowania granic zawodowych oraz uczciwego działania we wszystkich kontaktach.

Dylematy etyczne są powszechne w praktyce pielęgniarskiej i mogą pojawiać się w sytuacjach, w których istnieją sprzeczne wartości, interesy lub obowiązki. Typowe dylematy etyczne w pielęgniarstwie obejmują kwestie związane ze świadomą zgodą, opieką u schyłku życia, poufnością, konfliktem interesów, alokacją zasobów i granicami zawodowymi. Pielęgniarki muszą radzić sobie z tymi dylematami z wrażliwością, empatią i profesjonalizmem, równoważąc potrzeby i preferencje pacjentów z zasadami etycznymi i zobowiązaniami prawnymi. Podejmowanie decyzji etycznych w pielęgniarstwie obejmuje systematyczny proces identyfikowania kwestii etycznych, gromadzenia odpowiednich informacji, rozważania alternatywnych sposobów działania, oceny potencjalnych konsekwencji i podejmowania decyzji, które są etycznie rozsądne i moralnie uzasadnione. Pielęgniarki powinny zwracać się o wskazówki do kodeksów etycznych, standardów postępowania, polityk instytucjonalnych i członków zespołów interdyscyplinarnych, gdy stają przed dylematami etycznymi, konsultując się ze współpracownikami, etykami lub innymi ekspertami, jeśli jest to konieczne, aby mieć pewność, że decyzje są podejmowane świadomie, przemyślane i zgodne z zasadami etycznymi .

Oprócz indywidualnego podejmowania decyzji etycznych, pielęgniarki mają także obowiązek propagować praktyki i zasady etyczne w swoich organizacjach i społecznościach związanych z opieką zdrowotną. Pielęgniarki mogą przyczyniać się do etycznego przywództwa i kultury organizacyjnej, promując przejrzystość, odpowiedzialność i uczciwość we wszystkich aspektach świadczenia opieki zdrowotnej. Może to obejmować uczestnictwo w komisjach etycznych, inicjatywach na rzecz poprawy jakości lub procesach opracowywania polityki mających na celu rozwiązanie problemów etycznych i promowanie etycznych standardów postępowania.

Pielęgniarki powinny także angażować się w ciągłe działania edukacyjne i doskonalenie zawodowe, aby zwiększyć swoje zrozumienie kwestii i zasad etycznych, zdobywając wiedzę na temat postępów w etyce opieki zdrowotnej i wnosząc wkład w dyskurs etyczny w zawodzie pielęgniarki.

Etyka w pielęgniarstwie wykracza poza indywidualne działania i obejmuje szersze konteksty społeczne, kulturowe i polityczne, w których świadczona jest opieka zdrowotna. Pielęgniarki mają obowiązek opowiadać się za sprawiedliwością społeczną, równością i prawami człowieka, eliminując systemowe bariery dla zdrowia i promując dostęp do wysokiej jakości opieki dla wszystkich osób i społeczności. Może to obejmować propagowanie polityki zdrowotnej uwzględniającej społeczne determinanty zdrowia, takie jak ubóstwo, dyskryminacja i nierówność, a także kwestionowanie praktyk lub polityk, które utrwalają dysproporcje lub niesprawiedliwość w świadczeniu opieki zdrowotnej. Pielęgniarki powinny angażować się w działania propagujące zasady i wartości etyczne, współpracując z członkami zespołów interdyscyplinarnych, organizacjami społecznymi, decydentami i innymi zainteresowanymi stronami, aby wywołać pozytywne zmiany oraz poprawić zdrowie i dobrostan jednostek i populacji.

Podsumowując, etyka ma fundamentalne znaczenie w praktyce pielęgniarskiej i stanowi wskazówkę dla pielęgniarek w ich kontaktach z pacjentami, współpracownikami i społecznościami. Zasady etyczne, takie jak poszanowanie autonomii, dobroczynność, nieszkodzenie, sprawiedliwość, prawdziwość i wierność, wpływają na decyzje i działania pielęgniarek we wszystkich aspektach ich praktyki. Dylematy etyczne są powszechne w pielęgniarstwie i wymagają dokładnego rozważenia, refleksji i konsultacji ze współpracownikami i ekspertami, aby mieć pewność, że decyzje są etyczne i uzasadnione moralnie. Pielęgniarki mają obowiązek propagować praktyki i zasady etyczne w swoich organizacjach i społecznościach, promując przejrzystość, odpowiedzialność i sprawiedliwość społeczną w świadczeniu opieki zdrowotnej. Przestrzegając zasad i wartości etycznych, pielęgniarki mogą wypełniać swoje obowiązki zawodowe, utrzymywać zaufanie pacjentów i współpracowników oraz przyczyniać się do pozytywnych wyników w zakresie opieki nad pacjentem i wyników zdrowotnych.

Sposób przyłóżkowy

Zachowanie przy łóżku pacjenta odnosi się do sposobu, w jaki pracownicy służby zdrowia wchodzą w interakcję z pacjentami podczas spotkań klinicznych, szczególnie w szpitalu lub warunkach klinicznych. Obejmuje komunikację werbalną i niewerbalną, empatię, współczucie i umiejętności interpersonalne, które składają się na ogólne doświadczenie pacjenta i satysfakcję z opieki. Pozytywne podejście do pacjenta jest niezbędne do budowania zaufania, łagodzenia lęku i wspierania uzdrawiających relacji między pacjentami a podmiotami świadczącymi opiekę zdrowotną. W tym rozdziale zbadamy znaczenie zachowywania się przy łóżku pacjenta w praktyce pielęgniarskiej, kluczowe elementy skutecznego zachowywania się przy łóżku pacjenta oraz strategie doskonalenia umiejętności zachowywania się przy łóżku pacjenta.

Sposób, w jaki pielęgniarka zachowuje się przy łóżku pacjenta, odgrywa kluczową rolę w kształtowaniu postrzegania opieki przez pacjenta i jego ogólnego doświadczenia w placówce opieki zdrowotnej. Pacjenci często pamiętają, w jaki sposób byli traktowani przez podmioty świadczące opiekę zdrowotną, a także interwencje medyczne, które otrzymali. Współczujące i empatyczne podejście do pacjenta może mieć ogromny wpływ na zadowolenie pacjenta, zaufanie i przestrzeganie planów leczenia. I odwrotnie, brak empatii lub słaba komunikacja może prowadzić do poczucia frustracji, strachu i niezadowolenia wśród pacjentów, podważając relację terapeutyczną i utrudniając powrót do zdrowia.

Skuteczne podejście do pacjenta charakteryzuje się ciepłem, empatią oraz szacunkiem dla godności i autonomii pacjenta. Pielęgniarki powinny podchodzić do każdego spotkania z pacjentem z autentyczną chęcią zrozumienia i rozwiania jego obaw, obaw i preferencji. Obejmuje to aktywne słuchanie punktu widzenia pacjentów, uznawanie ich emocji i potwierdzanie ich doświadczeń, nawet w obliczu trudnych sytuacji lub przekazywania trudnych wiadomości. Pielęgniarki powinny starać się stworzyć wspierające i nieoceniające środowisko, w którym pacjenci czują się swobodnie, wyrażając swoje potrzeby, zadając pytania i aktywnie uczestnicząc w opiece nad nimi. Komunikacja jest podstawą skutecznego podejścia do pacjenta przy łóżku pacjenta i obejmuje zarówno werbalne, jak i niewerbalne aspekty interakcji. Pielęgniarki powinny komunikować się z pacjentami w sposób jasny, zwięzły i pełen szacunku, używając języka odpowiedniego do poziomu zrozumienia i pochodzenia kulturowego danej osoby. Może to obejmować używanie prostego języka, unikanie żargonu medycznego i udzielanie wyjaśnień krok po kroku, aby zwiększyć zrozumienie. Pielęgniarki powinny również zwracać uwagę na sygnały niewerbalne, takie jak wyraz twarzy, mowa ciała i ton głosu, które mogą wyrażać u pacjentów empatię, pewność i zrozumienie.

Empatia to kluczowy element podejścia do pacjenta, który obejmuje zdolność rozumienia i dzielenia się uczuciami drugiej osoby. Pielęgniarki powinny starać się wczuć w emocje, punkty widzenia i doświadczenia pacjentów, okazując współczucie i wrażliwość na ich potrzeby fizyczne, emocjonalne i duchowe. Może to obejmować wyrażanie empatii poprzez aktywne słuchanie, potwierdzanie emocji pacjentów i oferowanie słów pocieszenia lub zachęty. Empatyczna komunikacja może pomóc pacjentom poczuć się wysłuchanym, zrozumianym i wspieranym w czasie choroby, bólu lub niepokoju, wzmacniając zaufanie i relacje między pacjentami a pielęgniarkami.

Szacunek dla autonomii i godności pacjenta to kolejny istotny aspekt postępowania przy łóżku pacjenta. Pielęgniarki powinny uznawać i przestrzegać praw pacjentów do podejmowania świadomych decyzji dotyczących ich opieki, leczenia i preferencji. Może to obejmować omówienie możliwości leczenia, ryzyka i korzyści z pacjentami, pozyskanie ich opinii i preferencji oraz włączenie ich w planowanie opieki i procesy decyzyjne. Pielęgniarki powinny także szanować przekonania kulturowe, wartości i granice osobiste pacjentów, dostosowując ich podejście do komunikacji i opieki, aby uwzględnić indywidualne różnice i preferencje.

Współczucie leży u podstaw skutecznego podejścia do pacjenta przy łóżku pacjenta, motywując pielęgniarki do podejmowania wszelkich starań, aby zapewnić pacjentom komfort, wsparcie i zachętę w potrzebie. Współczująca opieka obejmuje okazywanie życzliwości, zrozumienia i uważności na potrzeby pacjentów, niezależnie od ich stanu zdrowia i okoliczności. Może to obejmować oferowanie pocieszającego dotyku, przebywanie z pacjentami w chwilach niepokoju lub zapewnianie wsparcia emocjonalnego pacjentom i ich rodzinom. Pielęgniarki powinny starać się być rzecznikami pacjentów, umożliwiając im wyrażanie obaw, dochodzenie swoich praw i aktywne uczestnictwo w podejmowaniu decyzji dotyczących ich opieki.

Podsumowując, sposób postępowania przy łóżku pacjenta jest kluczowym elementem praktyki pielęgniarskiej, który obejmuje komunikację, empatię, szacunek i współczucie w interakcjach z pacjentami. Pozytywne podejście do pacjenta jest niezbędne do budowania zaufania, łagodzenia lęku i wspierania uzdrawiających relacji między pacjentami a pielęgniarkami. Okazując ciepło, empatię i szacunek dla autonomii i godności pacjenta, pielęgniarki mogą poprawić doświadczenia pacjenta, promować przestrzeganie planów leczenia i przyczynić się do pozytywnych wyników w świadczeniu opieki zdrowotnej. Inwestowanie w umiejętności postępowania przy łóżku pacjenta poprzez edukację, szkolenia i autorefleksję może pomóc pielęgniarkom w kultywowaniu współczującego i skupionego na pacjencie podejścia do opieki, które przyniesie korzyści zarówno pacjentom, jak i podmiotom świadczącym opiekę zdrowotną.

Poszanowanie prywatności pacjenta

Poszanowanie prywatności pacjenta jest podstawowym aspektem praktyki pielęgniarskiej, który stoi na straży praw pacjentów do poufności, autonomii i godności. Pielęgniarkom powierza się wrażliwe i poufne informacje na temat zdrowia pacjentów, historii choroby i sytuacji osobistej, dlatego muszą podjąć kroki w celu zabezpieczenia tych informacji przed nieupoważnionym ujawnieniem lub niewłaściwym wykorzystaniem. Poszanowanie prywatności pacjenta obejmuje zachowanie poufności, zabezpieczanie chronionych informacji zdrowotnych (PHI) oraz przestrzeganie standardów etycznych i prawnych regulujących prywatność i poufność w opiece zdrowotnej. W tym rozdziale zbadamy znaczenie poszanowania prywatności pacjenta, kluczowe zasady dotyczące poufności pacjenta, typowe wyzwania i rozważania oraz strategie promowania prywatności w praktyce pielęgniarskiej.

Poufność jest kamieniem węgielnym prywatności pacjenta, który chroni jego prawa do kontroli dostępu do osobistych informacji o stanie zdrowia. Pielęgniarki mają obowiązek zachować poufność informacji o pacjencie i dopilnować, aby były one ujawniane wyłącznie upoważnionym osobom w uzasadnionych celach. Obejmuje to ochronę dokumentacji medycznej pacjentów, wyników badań, planów leczenia i innych PHI przed nieuprawnionym dostępem, wykorzystaniem lub ujawnieniem. Pielęgniarki powinny uzyskiwać dostęp do informacji o pacjencie wyłącznie w zakresie, w jakim jest to niezbędne, i powinny podejmować środki ostrożności, aby zapobiec przypadkowemu lub celowemu naruszeniu poufności.

Zabezpieczanie chronionych informacji zdrowotnych (PHI) jest niezbędne do ochrony prywatności pacjentów i zapobiegania nieuprawnionemu dostępowi lub ujawnieniu wrażliwych informacji. Pielęgniarki powinny przestrzegać zasad i procedur instytucjonalnych w celu utrzymania bezpieczeństwa i poufności PHI, w tym korzystania z bezpiecznych systemów elektronicznych, urządzeń chronionych hasłem i metod szyfrowania w celu ochrony danych pacjenta przed nieupoważnionym dostępem lub kradzieżą. Pielęgniarki powinny również zachować czujność, jeśli chodzi o ochronę fizycznych dokumentów i materiałów zawierających PHI, takich jak dokumentacja medyczna, karty i raporty, przechowując je w zamykanych szafkach lub w bezpiecznych miejscach i odpowiednio je utylizując, gdy nie są już potrzebne.

Przestrzeganie norm etycznych i prawnych regulujących prywatność i poufność jest obowiązkiem zawodowym pielęgniarek. Pielęgniarki obowiązują kodeksy etyczne, takie jak Kodeks etyczny Amerykańskiego Stowarzyszenia Pielęgniarek (ANA), które podkreślają znaczenie poszanowania poufności i prawa do prywatności pacjenta. Pielęgniarki powinny także przestrzegać przepisów federalnych i stanowych, takich jak ustawa o przenośności i odpowiedzialności w ubezpieczeniach zdrowotnych (HIPAA), które ustanawiają standardy ochrony PHI i nakładają kary za nieuprawnione ujawnienie lub niewłaściwe wykorzystanie informacji o pacjencie. Pielęgniarki powinny zapoznać się z odpowiednimi przepisami prawa, regulacjami i polityką instytucji regulującą prywatność i poufność w opiece zdrowotnej, a także zwrócić się o wskazówki do przełożonych lub ekspertów prawnych, gdy nie są pewni, jak postępować w sytuacjach lub informacjach wrażliwych.

Utrzymanie granic zawodowych jest niezbędne do ochrony prywatności pacjentów i uniknięcia konfliktów interesów lub niewłaściwych relacji. Pielęgniarki powinny ustanowić jasne granice z pacjentami, współpracownikami i innymi osobami, aby zachować profesjonalizm i standardy etyczne praktyki. Może to obejmować powstrzymywanie się od udostępniania danych osobowych lub angażowania się w interakcje społeczne z pacjentami poza placówką opieki zdrowotnej, unikanie podwójnych relacji, które mogłyby zagrozić relacji terapeutycznej, oraz ujawnianie konfliktów interesów lub uprzedzeń, które mogą mieć wpływ na opiekę nad pacjentem.

Pielęgniarki powinny również zwracać uwagę na korzystanie z mediów społecznościowych i kanałów komunikacji elektronicznej, upewniając się, że nie ujawniają poufnych informacji o pacjencie ani nie naruszają praw pacjentów do prywatności w kontaktach online.

Edukacja pacjentów o ich prawie do prywatności i poufności jest ważnym aspektem promowania prywatności pacjentów w praktyce pielęgniarskiej. Pielęgniarki powinny informować pacjentów o tym, w jaki sposób ich informacje będą wykorzystywane i ujawniane, uzyskiwać ich zgodę na leczenie i udostępnianie informacji oraz zapewniać pacjentom możliwość zadawania pytań lub wyrażania obaw dotyczących prywatności i poufności. Pielęgniarki powinny także szanować preferencje pacjentów dotyczące dzielenia się informacjami z członkami rodziny, opiekunami lub innymi podmiotami świadczącymi opiekę zdrowotną, dbając o to, aby życzenia pacjentów były honorowane i szanowane we wszystkich aspektach ich opieki.

Podsumowując, poszanowanie prywatności pacjenta stanowi podstawowy obowiązek etyczny i prawny pielęgniarek, który obejmuje zachowanie poufności, zabezpieczanie chronionych informacji zdrowotnych i przestrzeganie standardów praktyki zawodowej. Stawiając na pierwszym miejscu prywatność i poufność pacjenta w praktyce pielęgniarskiej, pielęgniarki mogą stać na straży praw pacjentów do autonomii, godności i szacunku, budować zaufanie i relacje z pacjentami oraz promować pozytywne wyniki w świadczeniu opieki zdrowotnej. Przestrzegając zasad etycznych, wymogów prawnych i polityk instytucjonalnych regulujących prywatność i poufność, pielęgniarki mogą zapewnić, że informacje o pacjencie będą traktowane z ostrożnością i wrażliwością, chroniąc prawa pacjentów do prywatności i zachowując integralność relacji pielęgniarka-pacjent.

Wrażliwości kulturowej

Wrażliwość kulturowa to świadomość, zrozumienie i szacunek dla wartości, przekonań, zwyczajów, języków i praktyk jednostek z różnych środowisk kulturowych. W praktyce pielęgniarskiej wrażliwość kulturowa jest niezbędna do zapewnienia opieki skoncentrowanej na pacjencie, która szanuje i odpowiada na wyjątkowe potrzeby, preferencje i punkty widzenia pacjentów i ich rodzin. Uznając i akceptując różnorodność kulturową, pielęgniarki mogą poprawić komunikację, budować zaufanie i poprawiać wyniki zdrowotne poszczególnych osób i społeczności. W tym rozdziale zbadamy znaczenie wrażliwości kulturowej w praktyce pielęgniarskiej, kluczowe zasady kompetencji kulturowych, wspólne wyzwania i rozważania oraz strategie promowania wrażliwości kulturowej w opiece zdrowotnej.

Wrażliwość kulturowa jest niezbędna do zapewnienia opieki skoncentrowanej na pacjencie, odpowiadającej zróżnicowanym potrzebom i preferencjom pacjentów z różnych środowisk kulturowych, etnicznych i językowych. Pielęgniarki muszą uznawać i szanować przekonania kulturowe, wartości i praktyki swoich pacjentów, dostosowując swoje podejście do opieki, aby uwzględnić indywidualne różnice i preferencje. Może to obejmować zrozumienie norm kulturowych dotyczących komunikacji, dynamiki rodziny, przekonań zdrowotnych i procesów decyzyjnych, a także włączenie uwarunkowań kulturowych do świadczenia opieki.

Kompetencje kulturowe to kluczowy element wrażliwości kulturowej, która obejmuje zdolność do skutecznego współdziałania z osobami z różnych środowisk kulturowych oraz do zapewniania opieki pełnej szacunku, odpowiadającej i odpowiedniej do ich potrzeb kulturowych. Pielęgniarki kompetentne kulturowo posiadają wiedzę, umiejętności i postawy, które umożliwiają im skuteczną pracę z pacjentami z różnych środowisk kulturowych, w tym świadomość własnych uprzedzeń i ograniczeń kulturowych. Opieka kompetentna kulturowo obejmuje angażowanie się w ciągłą autorefleksję, edukację i szkolenia w celu zwiększenia świadomości kulturowej, zrozumienia i pokory.

Jedną z podstawowych zasad wrażliwości kulturowej jest poszanowanie różnorodności kulturowej i różnic indywidualnych. Pielęgniarki powinny podchodzić do każdego spotkania z pacjentem z otwartym umysłem i chęcią uczenia się na podstawie pochodzenia kulturowego pacjenta i na jego temat. Może to obejmować zadawanie pytań otwartych, aktywne słuchanie historii i doświadczeń pacjentów oraz uznanie i weryfikację ich tożsamości kulturowej i punktów widzenia. Pielęgniarki powinny również unikać przyjmowania założeń lub stereotypów opartych na pochodzeniu kulturowym pacjenta i powinny starać się zrozumieć każdego pacjenta jako wyjątkową osobę mającą własne wartości, przekonania i preferencje.

Skuteczna komunikacja jest niezbędna do promowania wrażliwości kulturowej w praktyce pielęgniarskiej. Pielęgniarki powinny komunikować się jasno, z szacunkiem i empatią z pacjentami i ich rodzinami, używając języka odpowiedniego do poziomu zrozumienia i pochodzenia kulturowego danej osoby. Może to obejmować korzystanie z usług tłumaczy ustnych lub pisemnych, gdy istnieją bariery językowe, używanie prostego języka i unikanie żargonu medycznego, a także zwracanie uwagi na sygnały niewerbalne i style komunikacji, które mogą różnić się w zależności od kultury. Pielęgniarki powinny być także świadome norm kulturowych dotyczących kontaktu wzrokowego, dotyku, przestrzeni osobistej i innych zachowań niewerbalnych, dostosowując swoje podejście komunikacyjne do preferencji kulturowych pacjenta.

Wrażliwość kulturowa wykracza poza indywidualne interakcje i obejmuje szersze czynniki organizacyjne i systemowe, które wpływają na świadczenie opieki zdrowotnej. Pielęgniarki powinny opowiadać się za polityką, programami i praktykami promującymi kompetencje kulturowe i różnorodność w organizacjach opieki zdrowotnej, w tym szkolenia w zakresie różnorodności, edukacja w zakresie kompetencji kulturowych oraz rekrutacja i utrzymanie różnorodnych świadczeniodawców. Pielęgniarki powinny także współpracować z członkami zespołów interdyscyplinarnych, organizacjami społecznymi i innymi zainteresowanymi stronami, aby zaradzić rozbieżnościom w dostępie do opieki zdrowotnej i jej wynikach, promować równość w zdrowiu i eliminować bariery w opiece uwzględniającej uwarunkowania kulturowe.

Podsumowując, wrażliwość kulturowa jest niezbędna do zapewnienia opieki skoncentrowanej na pacjencie, która szanuje i odpowiada na różnorodne potrzeby, preferencje i punkty widzenia pacjentów z różnych środowisk kulturowych. Uwzględniając różnorodność kulturową i promując kompetencje kulturowe w praktyce pielęgniarskiej, pielęgniarki mogą poprawić komunikację, budować zaufanie i poprawiać wyniki zdrowotne poszczególnych osób i społeczności. Przyjmując zasady szacunku, pokory i empatii oraz opowiadając się za polityką i praktyką uwzględniającą różnice kulturowe, pielęgniarki mogą przyczynić się do stworzenia bardziej włączającego i sprawiedliwego systemu opieki zdrowotnej, który spełnia potrzeby wszystkich pacjentów, niezależnie od ich pochodzenia kulturowego i tożsamości.

Administracja Leków

Podawanie leków jest kluczowym aspektem praktyki pielęgniarskiej, związanym z bezpiecznym i dokładnym podawaniem leków pacjentom. Pielęgniarki odgrywają kluczową rolę w zarządzaniu lekami, zapewniając, że pacjenci otrzymają właściwy lek, we właściwej dawce, właściwą drogą i we właściwym czasie. Przestrzegając ustalonych protokołów, najlepszych praktyk i traktując bezpieczeństwo pacjenta jako priorytet, pielęgniarki mogą zminimalizować ryzyko błędów w leczeniu i działań niepożądanych leku, promować wyniki terapeutyczne i poprawiać ogólną jakość opieki nad pacjentem. W tym rozdziale zbadamy znaczenie podawania leków w praktyce pielęgniarskiej, kluczowe zasady bezpiecznego podawania leków, typowe wyzwania i rozważania oraz strategie promowania bezpieczeństwa leków w placówkach opieki zdrowotnej.

Bezpieczne podawanie leków to podstawowy obowiązek pielęgniarek, który wymaga dbałości o szczegóły, krytycznego myślenia i przestrzegania ustalonych protokołów i standardów postępowania. Pielęgniarki muszą posiadać wiedzę na temat podawanych leków, w tym na temat ich wskazań, dawek, dróg podawania, skutków ubocznych i przeciwwskazań, a także muszą weryfikować i zatwierdzać zamówienia na leki przed podaniem ich pacjentom. Może to obejmować konsultacje ze świadczeniodawcami, farmaceutami lub innymi członkami zespołu interdyscyplinarnego w celu wyjaśnienia zamówień, rozwiązania rozbieżności lub uzyskania dodatkowych informacji, jeśli zajdzie taka potrzeba.

Jedną z kluczowych zasad bezpiecznego podawania leków jest „pięć praw" podawania leków: właściwy pacjent, właściwy lek, właściwa dawka, właściwa droga i właściwy czas. Pielęgniarki powinny przed podaniem leku zweryfikować tożsamość pacjenta, korzystając z dwóch form identyfikacji, takich jak imię i nazwisko oraz data urodzenia, aby mieć pewność, że podaje lek docelowemu odbiorcy. Pielęgniarki powinny również sprawdzić etykietę leku pod kątem zamówienia leku oraz zweryfikować dawkowanie, drogę i częstotliwość podawania, aby zapobiec błędom w leczeniu.

Inną ważną zasadą bezpiecznego podawania leków jest stosowanie procesów uzgadniania leków w celu zapewnienia dokładności i kompletności list leków i zamówień podczas przenoszenia opieki. Pielęgniarki powinny przeglądać i uzgadniać zamówienia na leki z dokumentacją medyczną pacjentów, historią leków i bieżącymi schematami leczenia, aby zidentyfikować i rozwiązać rozbieżności, powielanie działań lub potencjalne interakcje, które mogą mieć wpływ na bezpieczeństwo pacjenta. Może to obejmować współpracę z pacjentami, opiekunami i innymi podmiotami świadczącymi opiekę zdrowotną w celu uzyskania dokładnych i aktualnych informacji na temat leków oraz opracowania kompleksowego planu leczenia spełniającego potrzeby i preferencje pacjenta.

Podawanie leków właściwą drogą jest niezbędne dla zapewnienia ich bezpieczeństwa i skuteczności. Pielęgniarki powinny znać różne drogi podawania leków, w tym doustne, dożylne, domięśniowe, podskórne i miejscowe, oraz powinny przestrzegać ustalonych wytycznych i protokołów dla każdej drogi, aby zminimalizować ryzyko powikłań lub działań niepożądanych. Pielęgniarki powinny również oceniać i monitorować pacjentów pod kątem potencjalnych skutków ubocznych lub działań niepożądanych leków, interweniując szybko i odpowiednio, aby rozwiać wszelkie wątpliwości i zapewnić bezpieczeństwo pacjenta.

Oprócz bezpiecznego podawania leków pielęgniarki muszą także dokładnie i kompleksowo dokumentować podanie leków w dokumentacji medycznej pacjentów. Dokumentacja powinna zawierać nazwę leku, dawkowanie, drogę podania, czas podania, miejsce (jeśli dotyczy) oraz wszelkie istotne oceny lub obserwacje, takie jak parametry życiowe lub reakcje pacjenta. Pielęgniarki powinny również dokumentować wszelkie informacje przekazane pacjentowi, w tym instrukcje dotyczące przyjmowania leków, potencjalne skutki uboczne i środki ostrożności, których należy przestrzegać. Dokładna dokumentacja jest niezbędna do utrzymania ciągłości opieki, ułatwienia komunikacji pomiędzy członkami zespołu medycznego oraz zapewnienia bezpieczeństwa pacjenta i jakości opieki.

Wyzwania w podawaniu leków mogą pojawić się z powodu takich czynników, jak duża czujność pacjenta, ograniczenia czasowe, przerwy, rozproszenia uwagi lub niewystarczające zasoby. Pielęgniarki muszą zachować czujność i aktywnie stawić czoła tym wyzwaniom, aby zminimalizować ryzyko błędów w leczeniu i zdarzeń niepożądanych. Może to obejmować wdrożenie strategii, takich jak procesy uzgadniania leków, technologia skanowania kodów kreskowych, zautomatyzowane systemy wydawania, procedury podwójnej kontroli i standardowe protokoły dla leków wysokiego ryzyka w celu zwiększenia bezpieczeństwa leków i zmniejszenia prawdopodobieństwa błędów.

Podsumowując, podawanie leków jest kluczowym aspektem praktyki pielęgniarskiej, który wymaga dbałości o szczegóły, krytycznego myślenia i przestrzegania ustalonych protokołów i standardów praktyki. Przestrzegając zasad bezpiecznego podawania leków, w tym pięciu praw do podawania leków, weryfikowania zamówień leków, podawania leków właściwą drogą, dokładnego dokumentowania podawania leków i proaktywnego rozwiązywania problemów, pielęgniarki mogą zminimalizować ryzyko błędów w leczeniu i działań niepożądanych leku, promować wyniki terapeutyczne i poprawiać ogólną jakość opieki nad pacjentem. Stawiając na pierwszym miejscu bezpieczeństwo pacjentów i promując kulturę bezpieczeństwa leków w placówkach opieki zdrowotnej, pielęgniarki mogą przyczynić się do poprawy wyników leczenia pacjentów i bezpieczniejszego środowiska opieki zdrowotnej dla wszystkich.

Dokumentacja i wykresy

Dokumentacja i wykresy to kluczowe elementy praktyki pielęgniarskiej, które obejmują dokładne i terminowe rejestrowanie ocen pacjentów, interwencji, obserwacji i wyników. Dokumentacja pełni funkcję prawnego i zawodowego zapisu opieki sprawowanej nad pacjentem oraz ułatwia komunikację pomiędzy członkami zespołu medycznego. Dokumentując kompleksowo i dokładnie opiekę, pielęgniarki mogą zapewnić ciągłość opieki, promować bezpieczeństwo pacjenta i wspierać podejmowanie decyzji klinicznych. W tym rozdziale zbadamy znaczenie dokumentacji i wykresów w praktyce pielęgniarskiej, kluczowe zasady skutecznej dokumentacji, typowe wyzwania i rozważania oraz strategie promowania dokładności i kompletności dokumentacji w placówkach opieki zdrowotnej.

Dokumentacja jest istotnym aspektem praktyki pielęgniarskiej, który służy wielu celom, w tym wymogom prawnym, regulacyjnym i zawodowym. Pielęgniarki są prawnie i etycznie zobowiązane do dokładnego i wszechstronnego dokumentowania wszystkich aspektów opieki nad pacjentem, w tym ocen, interwencji, podawanych leków, reakcji pacjenta i wszelkich znaczących zmian w jego stanie. Dokumentacja stanowi dokumentację opieki sprawowanej nad pacjentem oraz służy jako środek komunikacji pomiędzy członkami zespołu medycznego, zapewniając ciągłość opieki oraz ułatwiając współpracę i koordynację świadczeń.

Efektywna dokumentacja charakteryzuje się dokładnością, kompletnością, aktualnością i przejrzystością. Pielęgniarki powinny dążyć do terminowego dokumentowania opieki, najlepiej natychmiast po udzieleniu opieki lub jak najszybciej po jej udzieleniu, aby zapewnić dokładność i kompletność informacji. Może to obejmować korzystanie z systemów elektronicznej dokumentacji medycznej (EHR), urządzeń podręcznych lub formularzy w formie papierowej w celu dokumentowania opieki w punkcie opieki, minimalizując ryzyko błędów lub przeoczeń. Pielęgniarki powinny także używać jasnego, zwięzłego i obiektywnego języka podczas dokumentowania opieki, unikając skrótów, akronimów i żargonu, które mogą zostać źle zrozumiane lub źle zinterpretowane przez inne osoby.

Jedną z kluczowych zasad skutecznej dokumentacji jest stosowanie standardowych formatów i terminologii w celu zapewnienia spójności i jednolitości praktyk dokumentacyjnych. Pielęgniarki powinny przestrzegać zasad i wytycznych instytucji dotyczących dokumentacji i wykresów, w tym standardowych szablonów dokumentacji, terminologii i skrótów, aby promować przejrzystość i dokładność dokumentacji. Może to obejmować korzystanie z list kontrolnych, arkuszy blokowych lub notatek opisowych w celu dokumentowania ocen, interwencji i obserwacji w ustrukturyzowany i zorganizowany sposób, który jest łatwy do odczytania i zrozumienia.

Dokumentacja powinna odzwierciedlać proces pielęgnowania oraz indywidualne potrzeby i preferencje każdego pacjenta. Pielęgniarki powinny dokumentować oceny, interwencje i wyniki w sposób systematyczny i logiczny, zgodnie z procesem pielęgniarskim obejmującym ocenę, diagnozę, planowanie, wdrażanie i ewaluację. Może to obejmować dokumentowanie danych subiektywnych i obiektywnych, diagnoz pielęgniarskich, celów i wyników, interwencji pielęgniarskich i reakcji pacjenta na opiekę, przy użyciu wytycznych praktycznych opartych na dowodach i oceny klinicznej w celu ukierunkowania procesu decyzyjnego i dokumentacji.

Oprócz dokumentowania bezpośredniej opieki nad pacjentem pielęgniarki powinny również dokumentować wszelką komunikację, współpracę lub koordynację opieki z innymi członkami zespołu opieki zdrowotnej, w tym lekarzami, farmaceutami, terapeutami i innymi pokrewnymi pracownikami służby zdrowia. Może to obejmować dokumentowanie rozmów telefonicznych, konsultacji, skierowań lub spotkań zespołu interdyscyplinarnego, a także wszelkich zaleceń, poleceń lub dalszych działań uzgodnionych podczas tych interakcji. Dokumentacja komunikacji i współpracy pomiędzy członkami zespołu jest niezbędna dla zapewnienia ciągłości opieki, promowania komunikacji interdyscyplinarnej i minimalizowania ryzyka błędów lub nieporozumień.

Wyzwania związane z dokumentacją i sporządzaniem wykresów mogą wynikać z takich czynników, jak obciążenie pracą, ograniczenia czasowe, przerwy, rozproszenia uwagi lub nieodpowiednie przeszkolenie lub zasoby. Pielęgniarki muszą zachować czujność i aktywnie stawić czoła tym wyzwaniom, aby mieć pewność, że dokumentacja jest dokładna, kompletna i aktualna. Może to obejmować ustalanie priorytetów zadań związanych z dokumentacją, przeznaczanie wystarczającej ilości czasu na dokumentację podczas zmian, minimalizowanie czynników rozpraszających oraz w razie potrzeby zwracanie się o pomoc lub wsparcie do współpracowników lub przełożonych. Pielęgniarki powinny także opowiadać się za polityką, praktykami i technologiami wspierającymi wydajne i skuteczne procesy dokumentowania, takimi jak systemy elektronicznej dokumentacji medycznej (EHR), oprogramowanie do rozpoznawania głosu lub mobilne urządzenia do dokumentacji, w celu usprawnienia przepływu dokumentacji oraz poprawy dokładności i kompletności dokumentacji.

Podsumowując, dokumentacja i wykresy są kluczowymi elementami praktyki pielęgniarskiej, które wspierają ciągłość opieki, promują bezpieczeństwo pacjenta i ułatwiają komunikację między członkami zespołu opieki zdrowotnej. Przestrzegając zasad skutecznej dokumentacji, w tym dokładności, kompletności, aktualności i przejrzystości, pielęgniarki mogą zapewnić, że dokumentacja odzwierciedla opiekę zapewnioną pacjentom oraz wspiera podejmowanie decyzji klinicznych i komunikację. Podejmując wyzwania związane z dokumentacją i opowiadając się za politykami, praktykami i technologiami wspierającymi wydajne i skuteczne procesy dokumentowania, pielęgniarki mogą zwiększyć dokładność i kompletność dokumentacji oraz przyczynić się do poprawy wyników leczenia pacjentów i jakości opieki.

Terapia IV i upuszczanie krwi

Terapia dożylna i upuszczanie krwi to dwie podstawowe procedury pielęgniarskie, które obejmują wprowadzenie i obsługę cewników dożylnych (IV) w celu podawania płynów, leków, produktów krwiopochodnych i pobierania krwi do celów diagnostycznych. Obie procedury wymagają specjalistycznej wiedzy, umiejętności i przeszkolenia, aby zapewnić pacjentowi bezpieczeństwo i komfort, a jednocześnie zminimalizować ryzyko powikłań. W tym rozdziale omówimy zasady i procedury związane z terapią dożylną i upuszczaniem krwi, typowe wskazania i rozważania oraz strategie promowania bezpiecznej i skutecznej praktyki.

Terapia dożylna:

Terapia dożylna (IV) polega na podawaniu płynów, leków i innych roztworów bezpośrednio do krwiobiegu przez żyłę. Terapia dożylna jest powszechnie stosowana w celu utrzymania nawodnienia, podawania leków, odżywiania i podawania produktów krwiopochodnych pacjentom z różnymi schorzeniami lub potrzebami terapeutycznymi. Pielęgniarki odgrywają kluczową rolę w terapii dożylnej, obejmującej ocenę stanu płynów i elektrolitów u pacjentów, wybór odpowiednich miejsc dostępu dożylnego i cewników, zakładanie i konserwację cewników dożylnych, monitorowanie pacjentów pod kątem powikłań oraz zapewnianie pacjentom edukacji i wsparcia.

Pierwszym krokiem w terapii dożylnej jest ocena stanu klinicznego pacjenta, w tym objętości płynów, stanu nawodnienia, potrzeb żywieniowych i zapotrzebowania na leki. Pielęgniarki powinny przeprowadzić dokładną ocenę żył pacjenta, integralności skóry i ogólnego stanu zdrowia, aby określić najodpowiedniejsze dla pacjenta miejsce dostępu dożylnego i rozmiar cewnika. Czynniki, które należy wziąć pod uwagę, obejmują wiek pacjenta, historię choroby, diagnozę, plan leczenia i przewidywany czas trwania terapii dożylnej.

Wybór odpowiedniego miejsca dostępu dożylnego i rozmiaru cewnika ma kluczowe znaczenie dla zapewnienia skutecznej terapii dożylnej i zminimalizowania ryzyka powikłań. Typowe miejsca dostępu dożylnego obejmują żyły dłoni, przedramienia, dół łokciowy i ramię, przy czym wybór miejsca zależy od takich czynników, jak wielkość żyły, dostępność i preferencje pacjenta. Pielęgniarki powinny wybrać najmniejszy rozmiar cewnika odpowiedni do zamierzonego celu terapii dożylnej, biorąc pod uwagę lepkość podawanego roztworu i wymagane natężenie przepływu.

Zakładanie i utrzymywanie cewników dożylnych wymaga umiejętności i precyzji, aby zminimalizować ryzyko powikłań, takich jak zapalenie żył, naciek, wynaczynienie, infekcja i zakrzepica. Pielęgniarki powinny przestrzegać technik aseptycznych i protokołów placówki dotyczących zakładania cewnika dożylnego i pielęgnacji, w tym higieny rąk, przygotowania skóry, techniki zakładania cewnika, zabezpieczania cewnika i zmiany opatrunków. Pielęgniarki powinny również regularnie monitorować miejsce dożylne pod kątem objawów powikłań, takich jak obrzęk, zaczerwienienie, ból lub wyciek, a także niezwłocznie interweniować, aby rozwiać wszelkie wątpliwości i zapobiec dalszym powikłaniom.

Monitorowanie pacjentów otrzymujących terapię dożylną jest niezbędne dla zapewnienia ich bezpieczeństwa i dobrego samopoczucia. Pielęgniarki powinny monitorować parametry życiowe, spożycie i wydalanie, poziom elektrolitów i inne istotne parametry, aby ocenić reakcję pacjenta na leczenie dożylne i wykryć wszelkie powikłania lub działania niepożądane. Pielęgniarki powinny także zapewniać pacjentom edukację i wsparcie dotyczące terapii dożylnej, w tym informacje na temat celu terapii dożylnej, oczekiwanych wyników, potencjalnych powikłań oraz środków samoopieki w celu promowania komfortu i bezpieczeństwa.

Puszczanie krwi:

Upuszczanie krwi to proces pobierania próbek krwi od pacjentów do celów diagnostycznych lub terapeutycznych. Upuszczanie krwi jest powszechnie wykonywane w celu pobrania krwi do analiz laboratoryjnych, w tym pełnej morfologii krwi (CBC), paneli biochemicznych krwi, badań krzepnięcia oraz oznaczania grupy krwi i dopasowywania krzyżowego. Pielęgniarki odgrywają kluczową rolę podczas upuszczania krwi, obejmując ocenę dostępu żylnego u pacjentów, wykonywanie nakłucia żyły, pobieranie próbek krwi, etykietowanie i transport próbek oraz monitorowanie pacjentów pod kątem powikłań.

Pierwszym krokiem w upuszczaniu krwi jest ocena stanu klinicznego pacjenta i identyfikacja odpowiednich miejsc dostępu żylnego do pobrania krwi. Pielęgniarki powinny ocenić żyły pacjenta pod kątem wielkości, widoczności i wyczuwalności, wybierając najodpowiedniejsze miejsce do wkłucia żyły w oparciu o takie czynniki, jak jakość żył, komfort pacjenta i objętość krwi wymagana do badania. Typowe miejsca wkłucia obejmują dół łokciowy, żyły grzbietowe dłoni, żyły przedramienia i przyśrodkową część ramienia.

Wykonanie nakłucia żyły wymaga umiejętności i precyzji, aby bezpiecznie i skutecznie pobrać próbkę krwi, minimalizując jednocześnie dyskomfort pacjenta i ryzyko powikłań. Pielęgniarki powinny przestrzegać technik aseptycznych i obowiązujących w placówce protokołów wkłucia żyły, obejmujących higienę rąk, identyfikację pacjenta, przygotowanie skóry, technikę wprowadzania igły i metodę pobierania krwi. Pielęgniarki powinny również używać odpowiedniego sprzętu, takiego jak sterylne igły, probówki do pobierania krwi i urządzenia zabezpieczające, aby zapewnić bezpieczeństwo i integralność próbki krwi.

Pobieranie próbek krwi wymaga dbałości o szczegóły i dokładność, aby zapewnić prawidłowe oznakowanie, identyfikację i transport próbek do analizy. Pielęgniarki powinny oznakować probówki do pobierania krwi imieniem i nazwiskiem pacjenta, datą urodzenia, numerem dokumentacji medycznej i innymi istotnymi informacjami, zgodnie z protokołami instytucji i wymogami regulacyjnymi dotyczącymi etykietowania próbek. Pielęgniarki powinny również dokumentować zabieg, w tym miejsce wkłucia żyły, liczbę i rodzaj pobranych rurek oraz wszelkie powikłania i obserwacje, w dokumentacji medycznej pacjenta.

Monitorowanie pacjentów po upuszczaniu krwi jest ważne w celu wykrywania i leczenia powikłań, takich jak krwiak, krwawienie lub reakcje wazowagalne. Pielęgniarki powinny ocenić miejsce wkłucia żyły pod kątem oznak krwawienia, obrzęku lub dyskomfortu i zastosować odpowiednie interwencje, takie jak uciśnięcie tego miejsca, uniesienie kończyny lub w razie potrzeby zastosowanie okładów z lodu. Pielęgniarki powinny również monitorować parametry życiowe pacjenta i oceniać objawy reakcji wazowagalnych, takie jak zawroty głowy, bladość, pocenie się lub nudności, a także w razie potrzeby zapewnić pacjentowi spokój i wsparcie.

Podsumowując, terapia dożylna i upuszczanie krwi to podstawowe procedury pielęgniarskie, które obejmują wprowadzenie i prowadzenie cewników dożylnych oraz pobranie próbek krwi do badań diagnostycznych. Pielęgniarki odgrywają kluczową rolę w bezpiecznym i skutecznym wykonywaniu tych zabiegów, co obejmuje ocenę pacjentów pod kątem dostępu żylnego, wybór odpowiednich miejsc dostępu i cewników, zakładanie i konserwację cewników dożylnych, wykonywanie nakłuć żyły, pobieranie próbek krwi i monitorowanie pacjentów pod kątem powikłań. Postępując zgodnie z najlepszymi praktykami, stosując się do protokołów instytucjonalnych i stawiając na pierwszym miejscu bezpieczeństwo i komfort pacjenta, pielęgniarki mogą zapewnić powodzenie terapii dożylnej i procedur upuszczania krwi oraz przyczynić się do pozytywnych wyników leczenia pacjentów w placówkach opieki zdrowotnej.

Radzenia sobie ze stresem

Stres jest nieuniknioną częścią życia i jako pielęgniarka możesz spotkać się z różnymi czynnikami stresogennymi w życiu osobistym i zawodowym. Od wymagającego obciążenia pracą i długich zmian po sytuacje emocjonalne i wymagające scenariusze opieki nad pacjentem, pielęgniarstwo może być obciążające psychicznie i fizycznie. Jednak nauczenie się skutecznych technik radzenia sobie ze stresem może pomóc w radzeniu sobie ze stresem, utrzymaniu dobrego samopoczucia i dalszym zapewnianiu pacjentom wysokiej jakości opieki. W tym rozdziale omówimy strategie radzenia sobie ze stresem w pracy pielęgniarki, w tym praktyki samoopieki, mechanizmy radzenia sobie i zasoby wsparcia.

Jako pielęgniarka niezwykle ważna jest umiejętność rozpoznawania oznak i symptomów stresu oraz priorytetowego traktowania własnego dobrego samopoczucia. Typowe objawy stresu mogą obejmować zmęczenie, drażliwość, trudności z koncentracją, zmiany apetytu lub wzorców snu oraz objawy fizyczne, takie jak bóle głowy lub napięcie mięśni. Jeśli zauważysz u siebie te objawy, niezwykle ważne jest podjęcie aktywnych kroków w celu radzenia sobie ze stresem i zapobiegania jego wpływowi na zdrowie i wydajność w pracy.

Jedną ze skutecznych strategii radzenia sobie ze stresem jest regularne ćwiczenie samoopieki. Samoopieka wymaga poświęcenia czasu na ustalenie priorytetów dla swoich potrzeb w zakresie zdrowia fizycznego, emocjonalnego i psychicznego, nawet jeśli masz napięty harmonogram. Może to obejmować angażowanie się w zajęcia, które sprawiają ci przyjemność i relaksują, takie jak ćwiczenia, medytacja, joga, czytanie, spędzanie czasu z bliskimi lub realizowanie hobby. Poświęcając czas na czynności związane z samoopieką, możesz naładować akumulatory, zmniejszyć poziom stresu i poprawić ogólne samopoczucie.

Inną pomocną techniką radzenia sobie ze stresem jest opracowanie zdrowych mechanizmów radzenia sobie ze stresorami w życiu. Może to obejmować przyjęcie pozytywnego nastawienia, przeformułowanie negatywnych myśli i ćwiczenie technik uważności lub relaksacji, które pomogą Ci zachować spokój i koncentrację w stresujących sytuacjach. Ćwiczenia głębokiego oddychania, stopniowe rozluźnianie mięśni i techniki wizualizacji mogą być szczególnie skuteczne w radzeniu sobie z ostrym stresem i sprzyjaniu relaksacji.

Ważne jest również wyznaczanie granic i ustalanie priorytetów zadań, aby uniknąć przytłoczenia natłokiem pracy. Naucz się delegować zadania, gdy jest to konieczne, i nie wahaj się prosić o pomoc lub wsparcie współpracowników lub przełożonych, gdy zajdzie taka potrzeba. Organizując obciążenie pracą, wyznaczając realistyczne cele i dzieląc zadania na łatwiejsze do wykonania części, możesz zmniejszyć stres i zwiększyć poczucie kontroli nad środowiskiem pracy.

Oprócz strategii samoopieki i radzenia sobie, ważne jest, aby szukać wsparcia u innych, gdy czujesz się zestresowany lub przytłoczony. Rozmowa z zaufanym przyjacielem, członkiem rodziny lub współpracownikiem na temat swoich uczuć może zapewnić emocjonalne potwierdzenie i wsparcie. Jeśli samodzielnie nie radzisz sobie ze stresem, rozważ dołączenie do grupy wsparcia dla pielęgniarek lub skorzystanie z porady lub terapii. Pamiętaj, że szukanie pomocy jest oznaką siły, a nie słabości, i że dostępne są zasoby, które mogą Cię wesprzeć.

Na koniec, nie zapomnij o robieniu przerw i priorytetowym traktowaniu odpoczynku i relaksu w codziennej rutynie. Zadbaj o odpowiednią ilość snu, zbilansowaną dietę i regularną aktywność fizyczną, która wspomoże Twój ogólny stan zdrowia i odporność na stres. Pamiętaj, że dbanie o siebie nie jest egoistyczne – jest niezbędne dla utrzymania dobrego samopoczucia i zdolności do zapewnienia pacjentom współczującej opieki.

Podsumowując, radzenie sobie ze stresem jest podstawową umiejętnością, którą pielęgniarki muszą rozwijać, aby utrzymać dobre samopoczucie i zapewnić pacjentom opiekę wysokiej jakości.

Praktykując samoopiekę, rozwijając zdrowe mechanizmy radzenia sobie, wyznaczając granice, szukając wsparcia i stawiając na pierwszym miejscu odpoczynek i relaks, pielęgniarki mogą skutecznie radzić sobie ze stresem i prosperować w swoim wymagającym zawodzie. Pamiętaj, że nie jesteś sam w radzeniu sobie ze stresem i dostępne są zasoby i systemy wsparcia, które pomogą Ci stawić czoła wyzwaniom praktyki pielęgniarskiej.

Równowaga między pracą a życiem prywatnym

Osiągnięcie zdrowej równowagi między życiem zawodowym a prywatnym ma kluczowe znaczenie dla pielęgniarek, aby mogły utrzymać dobre samopoczucie, zapobiegać wypaleniu zawodowemu i utrzymać satysfakcjonującą karierę w opiece zdrowotnej. Pielęgniarki często mają do czynienia z długimi godzinami pracy, napiętym harmonogramem i trudnym emocjonalnie środowiskiem pracy, co może utrudniać znalezienie czasu na osobiste zainteresowania, relacje i samoopiekę. Jednak priorytetowe traktowanie równowagi między życiem zawodowym a prywatnym jest niezbędne dla utrzymania zdrowia fizycznego i psychicznego, zwiększania satysfakcji z pracy i utrzymywania długoterminowego sukcesu zawodowego. W tym rozdziale omówimy strategie osiągania równowagi między życiem zawodowym a prywatnym jako pielęgniarka, w tym techniki zarządzania czasem, strategie wyznaczania granic i praktyki samoopieki.

Znalezienie równowagi pomiędzy pracą a życiem osobistym zaczyna się od ustalenia jasnych granic i priorytetów. Pielęgniarki powinny ustalić realistyczne oczekiwania dotyczące godzin pracy, zobowiązań i obowiązków oraz skutecznie komunikować te granice współpracownikom, przełożonym i członkom rodziny. Może to obejmować ustalanie limitów godzin nadliczbowych, planowanie regularnych przerw i dni wolnych oraz stanowczość w odmawianiu dodatkowej pracy lub obowiązkom, jeśli jest to konieczne w celu ochrony czasu osobistego.

Efektywne zarządzanie czasem jest niezbędne, aby pielęgniarki mogły skutecznie łączyć obowiązki zawodowe z życiem osobistym. Pielęgniarki powinny ustalać priorytety zadań, delegować obowiązki, jeśli to możliwe, i stosować strategie oszczędzania czasu, aby zmaksymalizować produktywność i efektywność w pracy. Może to obejmować korzystanie z narzędzi technologicznych, takich jak aplikacje kalendarza, listy rzeczy do zrobienia lub systemy zarządzania zadaniami, w celu organizowania zadań i ustalania ich priorytetów, usprawniania komunikacji i minimalizowania czynników rozpraszających. Efektywnie zarządzając swoim czasem, pielęgniarki mogą zmniejszyć stres, zwiększyć poczucie kontroli i zapewnić więcej czasu na zajęcia poza pracą.

Tworzenie granic między pracą a życiem osobistym ma kluczowe znaczenie dla utrzymania równowagi i zapobiegania wypaleniu zawodowemu. Pielęgniarki powinny starać się pozostawić w miejscu pracy troski i stresy związane z pracą i skupić się na korzystaniu z czasu wolnego oraz wykonywaniu zajęć, które przynoszą im radość i spełnienie. Może to obejmować ustanowienie rytuałów lub procedur przejścia z trybu pracy do trybu osobistego, takich jak zmiana ubrania roboczego, stosowanie technik relaksacyjnych lub spędzanie czasu z bliskimi. Tworząc jasne granice między pracą a życiem osobistym, pielęgniarki mogą naładować swoje akumulatory, zmniejszyć stres i zachować ogólne samopoczucie.

Samoopieka jest niezbędna, aby pielęgniarki mogły utrzymać zdrowie fizyczne, emocjonalne i psychiczne, jednocześnie radząc sobie z wymaganiami swojego zawodu. Pielęgniarki powinny priorytetowo traktować czynności związane z samoopieką, takie jak ćwiczenia, odżywianie, sen i techniki relaksacyjne, aby wspierać ich dobre samopoczucie i odporność na stres. Może to obejmować wygospodarowanie czasu na regularną aktywność fizyczną, praktykę uważności lub medytację, odpowiednią ilość snu oraz angażowanie się w hobby lub zajęcia, które przynoszą radość i spełnienie. Stawiając na pierwszym miejscu samoopiekę, pielęgniarki mogą uzupełnić swoje rezerwy energii, zmniejszyć ryzyko wypalenia zawodowego i zwiększyć swoją zdolność do zapewniania pacjentom współczującej opieki.

Szukanie wsparcia ze strony współpracowników, przyjaciół i członków rodziny jest niezbędne, aby pielęgniarki mogły skutecznie stawić czoła wyzwaniom związanym z równowagą między życiem zawodowym a prywatnym. Pielęgniarki nie powinny się wahać, jeśli zajdzie taka potrzeba, zwrócić się o pomoc lub poradę oraz korzystać ze swoich sieci wsparcia w celu uzyskania wsparcia emocjonalnego, zachęty i koleżeństwa. Kontakt z innymi osobami, które rozumieją wyjątkowe wymagania i presje pielęgniarstwa, może zapewnić walidację, perspektywę i solidarność, pomagając pielęgniarkom czuć się mniej odizolowanymi i przytłoczonymi wymaganiami swojego zawodu.

Podsumowując, osiągnięcie równowagi między życiem zawodowym a prywatnym jest niezbędne, aby pielęgniarki mogły utrzymać dobre samopoczucie, zapobiegać wypaleniu zawodowemu i utrzymać satysfakcjonującą karierę w opiece zdrowotnej. Wyznaczając jasne granice, efektywnie zarządzając swoim czasem, stawiając na pierwszym miejscu samoopiekę i szukając wsparcia u innych, pielęgniarki mogą stworzyć zdrową równowagę między pracą a życiem osobistym, która pozwala im rozwijać się zarówno osobiście, jak i zawodowo. Należy pamiętać, że równowaga między życiem zawodowym a prywatnym to ciągły proces, który wymaga ciągłej uwagi i wysiłku, ale dzięki priorytetowemu traktowaniu równowagi i samoopieki pielęgniarki mogą cieszyć się długą i satysfakcjonującą karierą w pielęgniarstwie, jednocześnie mogąc cieszyć się życiem osobistym poza pracą.

Systemy wsparcia

W wymagającej dziedzinie pielęgniarstwa posiadanie solidnych systemów wsparcia jest niezbędne do utrzymania dobrego samopoczucia psychicznego, emocjonalnego i fizycznego. Pielęgniarki w swojej pracy często borykają się z wysokim poziomem stresu, zmęczeniem współczuciem i wyzwaniami emocjonalnymi, dlatego niezwykle istotne jest posiadanie sieci wsparcia, na której można polegać w trudnych chwilach. Systemy wsparcia mogą przybierać różne formy i obejmować współpracowników, przełożonych, przyjaciół, członków rodziny, sieci zawodowe i specjalistów zajmujących się zdrowiem psychicznym. W tym rozdziale zbadamy znaczenie systemów wsparcia dla pielęgniarek oraz strategii budowania wsparcia i dostępu do niego w miejscu pracy i poza nim.

Współpracownicy są często pierwszą linią wsparcia dla pielęgniarek stojących przed wyzwaniami w pracy. Budowanie pozytywnych relacji ze współpracownikami oraz wspieranie kultury współpracy i pracy zespołowej może stworzyć wspierające środowisko pracy, w którym pielęgniarki czują się swobodnie, szukając pomocy, rady i zachęty ze strony rówieśników. Współpracownicy mogą zaoferować praktyczną pomoc, dzielić się doświadczeniami i spostrzeżeniami oraz zapewniać wsparcie emocjonalne w trudnych chwilach, pomagając pielęgniarkom czuć się mniej odizolowanymi i przytłoczonymi wymaganiami swojego zawodu.

Przełożeni i mentorzy również odgrywają istotną rolę w zapewnianiu wsparcia i wskazówek pielęgniarkom w ich rozwoju zawodowym. Przełożeni mogą oferować informacje zwrotne, coaching i opiekę mentorską, aby pomóc pielęgniarkom radzić sobie w trudnych sytuacjach, rozwijać nowe umiejętności i rozwijać karierę zawodową. Wspierając otwartą komunikację i przystępność, przełożeni mogą stworzyć wspierające środowisko pracy, w którym pielęgniarki czują się upoważnione do szukania pomocy i wskazówek, gdy zajdzie taka potrzeba, wspierając kulturę uczenia się i rozwoju.

Przyjaciele i członkowie rodziny spoza pracy mogą zapewnić pielęgniarkom nieocenione wsparcie w radzeniu sobie ze stresem i wymaganiami zawodowymi. Posiadanie silnej sieci wsparcia złożonej z przyjaciół i rodziny, którzy rozumieją i doceniają wyzwania związane z pielęgniarstwem, może zapewnić emocjonalne potwierdzenie, zachętę i perspektywę w trudnych chwilach. Spędzanie czasu z bliskimi, angażowanie się w przyjemne zajęcia i dzielenie się doświadczeniami może pomóc pielęgniarkom naładować baterie, zmniejszyć stres i zachować zdrową równowagę między życiem zawodowym a prywatnym.

Sieci i organizacje zawodowe mogą również zaoferować pielęgniarkom cenne wsparcie i zasoby w ich karierze zawodowej. Przyłączanie się do stowarzyszeń zawodowych, uczestnictwo w konferencjach i uczestnictwo w wydarzeniach służących tworzeniu sieci kontaktów może zapewnić pielęgniarkom możliwość nawiązania kontaktu z rówieśnikami, dzielenia się wiedzą i doświadczeniami oraz uzyskania dostępu do zasobów i wsparcia w rozwoju kariery. Sieci zawodowe mogą oferować programy mentorskie, możliwości edukacyjne i działania rzecznicze, aby wspierać pielęgniarki w ich rozwoju zawodowym i awansie.

Oprócz nieformalnych systemów wsparcia, formalne usługi wsparcia, takie jak programy pomocy pracownikom (EAP) i usługi doradcze, mogą zapewnić poufne i profesjonalne wsparcie pielęgniarkom doświadczającym stresu związanego z pracą, wypalenia zawodowego lub problemów ze zdrowiem psychicznym. EAP oferują doradztwo, usługi skierowań i zasoby umożliwiające radzenie sobie z szeroką gamą wyzwań osobistych i zawodowych, w tym radzenie sobie ze stresem, równowaga między życiem zawodowym a prywatnym, rozwiązywanie konfliktów i dobre samopoczucie emocjonalne. Korzystając z tych usług, pielęgniarki mogą otrzymać wsparcie i wskazówki, których potrzebują, aby aktywnie i skutecznie rozwiązywać problemy, promując swój ogólny stan zdrowia i odporność.

Podsumowując, systemy wsparcia są niezbędne, aby pielęgniarki mogły skutecznie stawić czoła wyzwaniom stojącym przed ich zawodem oraz utrzymać dobre samopoczucie i satysfakcję z pracy. Budując wsparcie i uzyskując do niego dostęp od współpracowników, przełożonych, przyjaciół, członków rodziny, sieci zawodowych i formalnych usług wsparcia, pielęgniarki mogą czuć wsparcie, siłę i odporność w swojej karierze. Pamiętaj, że szukanie pomocy jest oznaką siły, a nie słabości, oraz że dostępne są zasoby i systemy wsparcia, które pomogą pielęgniarkom stawić czoła wymogom stawianym przez ich zawód i dobrze radzić sobie w swoich rolach.

Kontynuować edukację

Kształcenie ustawiczne jest istotnym elementem praktyki pielęgniarskiej, dzięki któremu pielęgniarki są na bieżąco z postępem w opiece zdrowotnej, utrzymują kompetencje na swoich stanowiskach i zapewniają swoim pacjentom opiekę wysokiej jakości. W szybko rozwijającej się dziedzinie opieki zdrowotnej ciągłe uczenie się i rozwój zawodowy są niezbędne, aby pielęgniarki mogły dostosować się do zmian w standardach praktyki, technologii i wytycznych opartych na dowodach. W tym rozdziale zbadamy znaczenie kształcenia ustawicznego dla pielęgniarek, dostępne możliwości rozwoju zawodowego i strategie włączania uczenia się przez całe życie do praktyki pielęgniarskiej.

Kształcenie ustawiczne zapewnia pielęgniarkom możliwość poszerzania swojej wiedzy, umiejętności i doświadczenia w różnych obszarach praktyki pielęgniarskiej. Uczestnicząc w działaniach związanych z kształceniem ustawicznym, takich jak warsztaty, seminaria, konferencje, seminaria internetowe i kursy online, pielęgniarki mogą być na bieżąco z najnowszymi wynikami badań, wytycznymi klinicznymi i najlepszymi praktykami w swoich specjalizacjach. Ustawiczne kształcenie umożliwia także pielęgniarkom zgłębianie nowych tematów, zdobywanie zaawansowanych certyfikatów lub referencji oraz rozwijanie specjalistycznych umiejętności, które zwiększają ich zdolność do zapewniania pacjentom wysokiej jakości opieki.

Oprócz utrzymywania aktualnego poziomu wiedzy i umiejętności klinicznych, kształcenie ustawiczne pomaga także pielęgniarkom w spełnianiu wymagań licencyjnych i certyfikacyjnych, utrzymywaniu referencji zawodowych oraz spełnianiu regulacyjnych standardów dotyczących praktyki. Wiele organów regulacyjnych i organizacji zawodowych wymaga od pielęgniarek odbycia określonej liczby godzin kształcenia ustawicznego lub punktów w określonych ramach czasowych w celu odnowienia licencji lub certyfikatów. Uczestnicząc w akredytowanych programach kształcenia ustawicznego, pielęgniarki mogą zapewnić zgodność z wymogami regulacyjnymi i wykazać swoje zaangażowanie w utrzymanie kompetencji w swoim zawodzie.

Kształcenie ustawiczne odgrywa kluczową rolę w doskonaleniu praktyki pielęgniarskiej i poprawie wyników leczenia pacjentów. Poprzez ciągłe uczenie się i rozwój zawodowy pielęgniarki mogą doskonalić swoje umiejętności krytycznego myślenia, umiejętności rozumowania klinicznego i umiejętności rozwiązywania problemów, umożliwiając im świadczenie opieki opartej na dowodach i skoncentrowanej na pacjencie. Ustawiczne kształcenie umożliwia także pielęgniarkom wprowadzanie innowacji, dostosowywanie się do zmian w modelach świadczenia opieki zdrowotnej oraz wdrażanie nowych technologii i interwencji, które poprawiają bezpieczeństwo pacjentów, jakość opieki i wyniki zdrowotne.

Możliwości kształcenia ustawicznego dla pielęgniarek są dostępne za pośrednictwem różnych kanałów, w tym instytucji akademickich, organizacji opieki zdrowotnej, stowarzyszeń zawodowych i internetowych platform edukacyjnych. Instytucje akademickie oferują programy studiów, kursy certyfikacyjne i moduły kształcenia ustawicznego w różnych specjalnościach i podspecjalizacjach pielęgniarskich, umożliwiając pielęgniarkom kontynuowanie zaawansowanego kształcenia i szkolenia w obszarach zainteresowań lub potrzeb. Organizacje opieki zdrowotnej mogą zapewniać doskonalenie zawodowe, programy rozwoju personelu lub oceny kompetencji klinicznych w celu wspierania ciągłego uczenia się i rozwoju umiejętności personelu pielęgniarskiego.

Stowarzyszenia i organizacje zawodowe odgrywają znaczącą rolę w zapewnianiu pielęgniarkom możliwości kształcenia ustawicznego poprzez konferencje, warsztaty, seminaria i zasoby internetowe. Wiele organizacji pielęgniarskich oferuje korzyści członkowskie, takie jak dostęp do materiałów edukacyjnych, publikacji i społeczności internetowych, w których pielęgniarki mogą wymieniać się wiedzą i pomysłami, nawiązywać kontakty z rówieśnikami i uzyskiwać dostęp do zasobów umożliwiających rozwój zawodowy. Stowarzyszenia zawodowe opowiadają się także za polityką i inicjatywami wspierającymi uczenie się przez całe życie i kształcenie ustawiczne pielęgniarek, promując kulturę doskonałości i innowacji w praktyce pielęgniarskiej.

Platformy edukacyjne i zasoby edukacyjne online stają się coraz bardziej popularne wśród pielęgniarek poszukujących elastycznych i wygodnych opcji kształcenia ustawicznego. Kursy online, seminaria internetowe i wirtualne konferencje oferują pielęgniarkom możliwość uczenia się we własnym tempie, według własnego harmonogramu, z dowolnego miejsca z dostępem do Internetu. Zasoby te obejmują szeroki zakres tematów, od umiejętności klinicznych i praktyki opartej na dowodach naukowych po przywództwo, zarządzanie i rozwój zawodowy, umożliwiając pielęgniarkom dostosowanie doświadczenia edukacyjnego do ich indywidualnych zainteresowań i celów zawodowych.

Podsumowując, kształcenie ustawiczne jest niezbędne, aby pielęgniarki mogły być na bieżąco z postępem w opiece zdrowotnej, utrzymywać kompetencje na swoich stanowiskach i zapewniać pacjentom opiekę wysokiej jakości. Uczestnicząc w działaniach związanych z kształceniem ustawicznym, pielęgniarki mogą poszerzać swoją wiedzę, umiejętności i doświadczenie, spełniać wymagania dotyczące licencji i certyfikatów, rozwijać swoją karierę zawodową i poprawiać wyniki pacjentów. Niezależnie od tego, czy chodzi o programy akademickie, stowarzyszenia zawodowe, organizacje opieki zdrowotnej, czy platformy edukacyjne online, pielęgniarki mają dostęp do szerokiej gamy możliwości uczenia się przez całe życie i rozwoju zawodowego, zapewniając im ciągły sukces i rozwój w dynamicznej dziedzinie pielęgniarstwa.

Specjalizacja i certyfikacja

Specjalizacje i certyfikaty oferują pielęgniarkom możliwość pogłębienia wiedzy, umiejętności i doświadczenia w określonych obszarach praktyki pielęgniarskiej, poprawiając ich perspektywy zawodowe, satysfakcję z pracy i wyniki opieki nad pacjentem. W dynamicznej i zróżnicowanej dziedzinie pielęgniarstwa specjalizacja pozwala pielęgniarkom skupić się na obszarach zainteresowań lub pasji, rozwijać zaawansowane kompetencje i podążać ścieżkami kariery zgodnymi z ich celami zawodowymi. Certyfikacja stanowi formalne uznanie specjalistycznej wiedzy i umiejętności pielęgniarek, demonstrując ich zaangażowanie w doskonałość i wysoką jakość opieki. W tym rozdziale zbadamy znaczenie specjalizacji i certyfikacji w pielęgniarstwie, dostępne możliwości specjalizacji oraz korzyści wynikające z uzyskania certyfikatu w zakresie specjalizacji pielęgniarskiej.

Specjalizacja w pielęgniarstwie polega na skupieniu się na określonym obszarze praktyki lub populacji, takim jak pediatria, onkologia, intensywna opieka lub pielęgniarstwo psychiatryczno-psychiatryczne. Pielęgniarki mogą realizować specjalizację różnymi ścieżkami, w tym formalnymi programami edukacyjnymi, doświadczeniem klinicznym, możliwościami rozwoju zawodowego i uzyskaniem certyfikatu specjalizacji pielęgniarskiej. Specjalizacja umożliwia pielęgniarkom zdobywanie wiedzy specjalistycznej w konkretnym obszarze zainteresowań, dostosowywanie swojej praktyki do unikalnych potrzeb określonych populacji pacjentów oraz rozwijanie kariery zawodowej w wyspecjalizowanych rolach i środowiskach.

Jedną ze ścieżek do specjalizacji w pielęgniarstwie są formalne programy edukacyjne, takie jak programy studiów magisterskich lub podyplomowe programy certyfikacyjne w zakresie specjalności pielęgniarskich. Programy te oferują dogłębne zajęcia, doświadczenia kliniczne i specjalistyczne szkolenia w takich obszarach, jak pielęgniarka, edukator pielęgniarki, liderka pielęgniarki lub pielęgniarka-badacz, przygotowujące pielęgniarki do pełnienia zaawansowanych ról praktycznych w wybranej przez nich specjalizacji.

Absolwenci specjalistycznych programów edukacyjnych są wyposażeni w wiedzę, umiejętności i kompetencje potrzebne do zapewnienia zaawansowanej opieki, prowadzenia inicjatyw poprawy jakości i przyczyniania się do postępu w praktyce pielęgniarskiej.

Inną drogą do specjalizacji w pielęgniarstwie jest doświadczenie kliniczne i możliwości rozwoju zawodowego. Pielęgniarki mogą zdobyć specjalistyczną wiedzę i umiejętności dzięki praktycznemu doświadczeniu w pracy w określonych warunkach klinicznych, takich jak oddziały intensywnej terapii, oddziały ratunkowe, sale operacyjne lub kliniki specjalistyczne. Kształcenie ustawiczne, warsztaty, seminaria i konferencje oferują także pielęgniarkom możliwość pogłębienia wiedzy i doświadczenia w określonych obszarach zainteresowań, takich jak leczenie ran, leczenie cukrzycy czy pielęgniarstwo w opiece paliatywnej.

Certyfikacja specjalności pielęgniarskich zapewnia formalne uznanie specjalistycznej wiedzy, umiejętności i kompetencji pielęgniarek w określonych obszarach praktyki. Certyfikacja jest przyznawana przez organizacje zawodowe lub jednostki certyfikujące, które przeprowadzają egzaminy oceniające wiedzę i kompetencje pielęgniarek w swojej specjalizacji. Pielęgniarki, które pomyślnie zdały egzaminy certyfikacyjne, otrzymują uprawnienia takie jak Certyfikowana pielęgniarka pediatryczna (CPN), Certyfikowana pielęgniarka intensywnej opieki (CCRN) lub Certyfikowana nauczycielka pielęgniarstwa (CNE), w zależności od specjalizacji i poziomu praktyki.

Uzyskanie certyfikatu specjalizacji pielęgniarskiej oferuje pielęgniarkom liczne korzyści, w tym uznanie zawodowe, możliwości rozwoju kariery i większą satysfakcję z pracy. Certyfikacja świadczy o zaangażowaniu pielęgniarek w doskonałość i wysoką jakość opieki, zwiększając ich wiarygodność i reputację wśród współpracowników, pracodawców i pacjentów. Certyfikowane pielęgniarki mogą również mieć dostęp do lepiej płatnych stanowisk pracy, stanowisk kierowniczych i specjalistycznych stanowisk, które wymagają certyfikacji jako warunku wstępnego zatrudnienia.

Oprócz uznania zawodowego i awansu zawodowego, certyfikacja specjalizacji pielęgniarskiej sprzyja ciągłemu uczeniu się i rozwojowi zawodowemu. Od dyplomowanych pielęgniarek wymaga się utrzymywania swoich kwalifikacji poprzez kształcenie ustawiczne, doskonalenie zawodowe i okresowe egzaminy recertyfikacyjne, co gwarantuje, że są na bieżąco z postępem w swojej specjalizacji i utrzymują kompetencje w swojej praktyce. Certyfikacja sprzyja także kulturze doskonałości i odpowiedzialności w praktyce pielęgniarskiej, zachęcając pielęgniarki do dążenia do ciągłego doskonalenia i wysokiej jakości opieki.

Podsumowując, specjalizacja i certyfikacja oferują pielęgniarkom możliwość pogłębienia wiedzy, umiejętności i doświadczenia w określonych obszarach praktyki pielęgniarskiej, poprawiając ich perspektywy zawodowe, satysfakcję z pracy i wyniki opieki nad pacjentem. Dążąc do specjalizacji poprzez formalne programy edukacyjne, doświadczenie kliniczne i możliwości rozwoju zawodowego, pielęgniarki mogą dostosować swoją praktykę do swoich zainteresowań i celów, a certyfikacja zapewnia formalne uznanie ich specjalistycznej wiedzy i umiejętności. Niezależnie od tego, czy dzięki zaawansowanemu kształceniu, doświadczeniu klinicznemu czy certyfikatowi specjalizacji pielęgniarskiej, pielęgniarki mają wiele ścieżek specjalizacji i rozwoju zawodowego, zapewniając im ciągły sukces i wpływ w dynamicznej dziedzinie pielęgniarstwa.

Postęp kariery

Awans zawodowy w pielęgniarstwie obejmuje spektrum możliwości rozwoju zawodowego i osiągnięć. Pielęgniarki mają potencjał do podążania różnymi ścieżkami kariery, od praktyki klinicznej i ról kierowniczych po specjalizację w edukacji, badaniach i zaawansowanej praktyce. Awans zawodowy umożliwia pielęgniarkom poszerzanie wiedzy, umiejętności i obowiązków, osiąganie celów osobistych i zawodowych oraz wywieranie znaczącego wpływu na opiekę nad pacjentem i świadczenie opieki zdrowotnej. W tym rozdziale zbadamy znaczenie awansu zawodowego w pielęgniarstwie, dostępnych ścieżek awansu i strategii osiągnięcia sukcesu w karierze pielęgniarskiej.

Awans zawodowy w pielęgniarstwie jest niezbędny, aby pielęgniarki mogły w pełni wykorzystać swój potencjał, zmaksymalizować swój wkład w opiekę zdrowotną oraz osiągnąć spełnienie osobiste i zawodowe. Awans w karierze pielęgniarskiej może wiązać się z poszukiwaniem możliwości awansu, objęciem ról przywódczych, zdobywaniem zaawansowanych stopni naukowych lub certyfikatów, specjalizacją w określonej dziedzinie praktyki lub przejściem do nowych ról lub środowisk. Niezależnie od wybranej ścieżki awans zawodowy zapewnia pielęgniarkom szansę rozwoju, nauki i pozytywnego wpływu na życie pacjentów i społeczności.

Jedną ze ścieżek awansu zawodowego w pielęgniarstwie jest zaawansowana edukacja i szkolenia. Pielęgniarki mogą rozwijać swoją karierę, uzyskując wyższe stopnie naukowe, takie jak tytuł magistra pielęgniarstwa (MSN) lub tytuł doktora praktyki pielęgniarskiej (DNP), które przygotowują je do pełnienia zaawansowanych ról praktycznych, stanowisk kierowniczych lub wyspecjalizowanych obszarów praktyki pielęgniarskiej. Stopnie zaawansowane zapewniają pielęgniarkom wiedzę, umiejętności i referencje umożliwiające przyjęcie większej odpowiedzialności, prowadzenie inicjatyw na rzecz poprawy jakości oraz wpływanie na politykę i praktykę w zakresie opieki zdrowotnej.

Inną drogą do awansu zawodowego jest zdobycie specjalistycznych certyfikatów w zakresie pielęgniarstwa. Certyfikat potwierdza wiedzę i biegłość pielęgniarek w określonych obszarach praktyki, takich jak intensywna opieka, onkologia, pediatria czy gerontologia. Zdobywając certyfikat specjalizacji pielęgniarskiej, pielęgniarki mogą zwiększyć swoją wiarygodność, poszerzyć możliwości kariery i zwiększyć swój potencjał zarobkowy. Certyfikacja oznacza także zaangażowanie pielęgniarek w doskonałość i wysoką jakość opieki, wspierając kulturę profesjonalizmu i odpowiedzialności w praktyce pielęgniarskiej.

Awans w karierze pielęgniarskiej może również wiązać się z przyjmowaniem ról i obowiązków kierowniczych. Pielęgniarki mogą wykorzystywać możliwości przywódcze w swojej organizacji opieki zdrowotnej, takie jak kierownik pielęgniarki, koordynator kliniczny lub dyrektor ds. pielęgniarstwa, gdzie mogą nadzorować zespoły, zarządzać zasobami i wdrażać strategiczne inicjatywy mające na celu poprawę opieki nad pacjentem i wyników. Role przywódcze dają pielęgniarkom szansę wpływania na kulturę organizacyjną, wprowadzania zmian i wspierania potrzeb pacjentów i personelu pielęgniarskiego.

Oprócz tradycyjnych ról klinicznych i kierowniczych pielęgniarki mogą także rozwijać swoją karierę zawodową, pełniąc role w edukacji, badaniach i administracji opieki zdrowotnej. Pedagodzy pielęgniarscy odgrywają kluczową rolę w przygotowaniu kolejnego pokolenia pielęgniarek, nauczaniu studentów w środowisku akademickim, klinicznym lub w programach kształcenia ustawicznego. Pielęgniarki-badacze przyczyniają się do rozwoju nauki pielęgniarskiej i praktyki opartej na dowodach, prowadząc badania naukowe, publikując wyniki i przekładając badania na praktykę. Administratorzy opieki zdrowotnej nadzorują działalność organizacji opieki zdrowotnej, zarządzają budżetami i zasobami oraz opracowują strategie mające na celu poprawę świadczenia i wyników opieki nad pacjentem.

Strategie osiągania awansu zawodowego w pielęgniarstwie obejmują wyznaczanie jasnych celów, poszukiwanie możliwości rozwoju zawodowego, nawiązywanie kontaktów ze współpracownikami i mentorami oraz ciągłe poszerzanie wiedzy i umiejętności. Pielęgniarki powinny określić swoje mocne strony, zainteresowania i aspiracje zawodowe oraz opracować plan osiągnięcia swoich celów poprzez edukację, szkolenia i uczenie się przez doświadczenie. Nawiązywanie kontaktów ze współpracownikami, uczestnictwo w konferencjach i dołączanie do stowarzyszeń zawodowych może również zapewnić cenne możliwości uczenia się, rozwoju i awansu zawodowego.

Podsumowując, awans zawodowy w pielęgniarstwie oferuje pielęgniarkom możliwość rozwoju i osiągnięcia pełnego potencjału w dziedzinie opieki zdrowotnej. Niezależnie od tego, czy chodzi o zaawansowaną edukację, certyfikację, role kierownicze czy wyspecjalizowane obszary praktyki, pielęgniarki mają wiele ścieżek rozwoju kariery i wywarcia znaczącego wpływu na opiekę nad pacjentem i świadczenie opieki zdrowotnej. Wyznaczając jasne cele, poszukując możliwości rozwoju zawodowego oraz stale poszerzając swoją wiedzę i umiejętności, pielęgniarki mogą zapewnić sobie sukces i spełnienie w swojej karierze pielęgniarskiej.

Zrozumienie licencji pielęgniarskiej

Licencja pielęgniarska jest kluczowym elementem nadzoru regulacyjnego w zawodzie pielęgniarki, zapewniającym, że pielęgniarki spełniają ustalone standardy kompetencji i praktyki w celu ochrony zdrowia i bezpieczeństwa publicznego. Licencja przyznaje osobom fizycznym uprawnienia do wykonywania zawodu pielęgniarki w określonym zakresie praktyki i jest zazwyczaj wydawana przez organy regulacyjne lub rady pielęgniarskie na poziomie stanowym lub prowincjonalnym. Zrozumienie licencji pielęgniarskich jest niezbędne dla pielęgniarek, studentów pielęgniarstwa, pracodawców i innych interesariuszy w systemie opieki zdrowotnej, ponieważ stanowi podstawę odpowiedzialności zawodowej, zapewniania jakości i ochrony pacjentów.

Proces uzyskiwania licencji pielęgniarskiej zazwyczaj obejmuje ukończenie formalnego programu kształcenia w zakresie pielęgniarstwa, zdanie standardowego egzaminu licencyjnego i spełnienie innych wymagań ustanowionych przez organy regulacyjne lub rady pielęgniarskie. Programy edukacji pielęgniarskiej mogą różnić się czasem trwania i formatem, począwszy od programów dyplomowych oferowanych przez szpitale po programy studiów stowarzyszonych, licencjackich lub magisterskich oferowane przez szkoły wyższe lub uniwersytety. Niezależnie od rodzaju programu programy nauczania pielęgniarstwa mają na celu przygotowanie studentów do podstawowej praktyki pielęgniarskiej poprzez zapewnienie instrukcji w kluczowych obszarach wiedzy, umiejętności i kompetencji pielęgniarskich.

Po ukończeniu programu edukacji pielęgniarskiej osoby muszą zdać egzamin licencyjny, aby uzyskać pozwolenie na wykonywanie zawodu pielęgniarki. Egzamin licencyjny dla dyplomowanych pielęgniarek (RN) w wielu krajach to egzamin licencyjny Krajowej Rady dla dyplomowanych pielęgniarek (NCLEX-RN), przeprowadzany przez organy regulacyjne lub rady pielęgniarskie.

NCLEX-RN to skomputeryzowany egzamin wielokrotnego wyboru, który ocenia wiedzę i kompetencje kandydata w takich obszarach, jak bezpieczne i skuteczne środowisko opieki, promocja i utrzymanie zdrowia, integralność psychospołeczna i integralność fizjologiczna. Po zdaniu egzaminu NCLEX-RN poszczególne osoby otrzymują pozwolenie na wykonywanie zawodu dyplomowanej pielęgniarki (RN) na terenie jurysdykcji organu wydającego zezwolenia.

Oprócz ukończenia programu kształcenia pielęgniarskiego i zdania egzaminu licencyjnego osoby ubiegające się o licencję pielęgniarską muszą także spełniać inne wymagania ustanowione przez organy regulacyjne lub rady pielęgniarskie. Wymagania te mogą obejmować sprawdzanie przeszłości kryminalnej, pobieranie odcisków palców, weryfikację wykształcenia i szkolenia oraz przedłożenie dokumentacji wykazującej zgodność z przepisami licencyjnymi. Organy regulacyjne lub rady pielęgniarskie mogą również wymagać od pielęgniarek okresowego odnawiania licencji poprzez spełnienie wymagań dotyczących kształcenia ustawicznego, uiszczanie opłat za przedłużenie i spełnianie innych kryteriów w celu wykazania ciągłych kompetencji i zdolności do wykonywania zawodu.

Licencja pielęgniarska opiera się na zasadzie nadzoru regulacyjnego, która obejmuje ustanawianie i egzekwowanie standardów postępowania w celu ochrony społeczeństwa przed niebezpieczną lub niekompetentną opieką pielęgniarską. Organy regulacyjne lub rady pielęgniarskie są odpowiedzialne za ustalanie wymogów licencyjnych, opracowywanie i administrowanie egzaminami licencyjnymi, wydawanie i odnawianie licencji, rozpatrywanie skarg lub zarzutów niewłaściwego postępowania oraz podejmowanie działań dyscyplinarnych wobec pielęgniarek, które naruszają przepisy dotyczące licencji. Regulując praktykę pielęgniarską, organy regulacyjne zapewniają, że pielęgniarki przestrzegają standardów etycznych, postępują zgodnie z wytycznymi praktyki opartymi na dowodach i zachowują kompetencje na swoich stanowiskach, aby zapewnić pacjentom bezpieczną opiekę wysokiej jakości.

Zakres praktyki licencjonowanych pielęgniarek jest definiowany przez organy regulacyjne lub rady pielęgniarskie i może się różnić w zależności od takich czynników, jak przygotowanie edukacyjne, doświadczenie oraz dodatkowe certyfikaty lub referencje. Dyplomowane pielęgniarki (RN) są zazwyczaj upoważnione do oceniania pacjentów, opracowywania planów opieki pielęgniarskiej, podawania leków i terapii, wykonywania interwencji pielęgniarskich, współpracy z innymi członkami zespołu opieki zdrowotnej oraz zapewniania pacjentom edukacji i wsparcia. Licencjonowane pielęgniarki praktyczne (LPN) lub licencjonowane pielęgniarki zawodowe (LVN) mają bardziej ograniczony zakres praktyki, który może obejmować zadania takie jak wykonywanie czynności życiowych, wykonywanie podstawowej opieki pielęgniarskiej i podawanie leków pod nadzorem RN lub lekarzy.

Licencja pielęgniarska jest niezbędna do zapewnienia jakości i bezpieczeństwa opieki pielęgniarskiej świadczonej pacjentom i społecznościom. Ustanawiając standardy praktyki, wymagania kompetencyjne i mechanizmy nadzoru regulacyjnego, licencja pielęgniarska chroni społeczeństwo przed krzywdą i promuje zaufanie do zawodu pielęgniarki. Pielęgniarki, pracodawcy, decydenci i inne zainteresowane strony systemu opieki zdrowotnej ponoszą wspólną odpowiedzialność za przestrzeganie przepisów dotyczących licencji, wspieranie ciągłego rozwoju zawodowego oraz opowiadanie się za polityką i praktykami promującymi doskonałość w praktyce pielęgniarskiej i opiece nad pacjentem.

Nawigacja po zasadach obowiązujących w miejscu pracy

W złożonym środowisku opieki zdrowotnej zasady dotyczące miejsca pracy służą jako podstawowe wytyczne regulujące zachowanie, oczekiwania i obowiązki w organizacjach opieki zdrowotnej. Kierowanie się polityką miejsca pracy ma kluczowe znaczenie dla pielęgniarek, aby zapewnić zgodność, profesjonalizm i etyczne postępowanie w ich codziennej praktyce. Zrozumienie i przestrzeganie zasad obowiązujących w miejscu pracy nie tylko sprzyja bezpieczeństwu pacjentów i wysokiej jakości opiece, ale także sprzyja pozytywnemu środowisku pracy oraz chroni prawa i dobro pielęgniarek. W tym rozdziale zbadamy znaczenie ukierunkowania polityk miejsca pracy, kluczowych obszarów objętych polityką miejsca pracy oraz strategii skutecznego stosowania polityk miejsca pracy w praktyce pielęgniarskiej.

Zasady dotyczące miejsca pracy obejmują szeroki zakres tematów, w tym między innymi postępowanie zawodowe, prawa i prywatność pacjentów, protokoły bezpieczeństwa, środki kontroli zakażeń, standardy dokumentacji, procedury podawania leków i wytyczne etyczne. Zasady te są opracowywane i wdrażane przez organizacje opieki zdrowotnej w celu promowania spójności, odpowiedzialności i zgodności ze standardami regulacyjnymi i najlepszymi praktykami. Oczekuje się, że pielęgniarki zapoznają się z polityką miejsca pracy odpowiednią do jej praktyki i roli oraz będą przestrzegać tych zasad w swojej codziennej pracy.

Jednym z kluczowych obszarów objętych polityką miejsca pracy jest postępowanie zawodowe i etyka. Zasady obowiązujące w miejscu pracy zazwyczaj określają oczekiwania dotyczące profesjonalnego zachowania, komunikacji i relacji międzyludzkich pomiędzy członkami zespołu opieki zdrowotnej, pacjentami i rodzinami. Od pielęgniarek oczekuje się okazywania szacunku, uczciwości i wrażliwości kulturowej w kontaktach z innymi osobami, zachowywania poufności i prywatności podczas opieki nad pacjentem oraz przestrzegania zasad etycznych, takich jak dobroczynność, niekrzywdzenie, autonomia i sprawiedliwość. Zrozumienie i stosowanie wytycznych etycznych w praktyce pielęgniarskiej jest niezbędne do utrzymania zaufania pacjentów, współpracowników i społeczności.

Prawa pacjenta i prywatność są również uwzględniane w politykach miejsca pracy, aby zapewnić ochronę poufności, godności i autonomii pacjenta. Pielęgniarki są odpowiedzialne za ochronę osobistych informacji o stanie zdrowia pacjentów, przestrzeganie wymogów prawnych i regulacyjnych, takich jak ustawa o przenośności i odpowiedzialności w ubezpieczeniach zdrowotnych (HIPAA) oraz uzyskiwanie świadomej zgody na leczenie, procedury i udział w badaniach. Zasady obowiązujące w miejscu pracy mogą określać procedury dostępu do informacji o pacjencie i ich ujawniania, utrzymywania poufności w elektronicznej dokumentacji zdrowotnej oraz postępowania w przypadku naruszeń prywatności lub poufności pacjentów.

Protokoły bezpieczeństwa i środki kontroli infekcji są kluczowymi elementami polityki w miejscu pracy, których celem jest zapobieganie wypadkom, urazom i rozprzestrzenianiu się chorób zakaźnych w placówkach opieki zdrowotnej. Od pielęgniarek oczekuje się przestrzegania ustalonych procedur bezpieczeństwa, takich jak właściwa higiena rąk, stosowanie środków ochrony indywidualnej (ŚOI), techniki bezpiecznego obchodzenia się z pacjentami oraz protokoły postępowania z materiałami niebezpiecznymi lub w sytuacjach nagłych. Zasady dotyczące miejsca pracy mogą również dotyczyć gotowości na wypadek sytuacji kryzysowych, reagowania na katastrofy oraz protokołów zgłaszania problemów lub incydentów związanych z bezpieczeństwem.

Standardy dokumentacji to kolejny ważny aspekt zasad obowiązujących w miejscu pracy, które regulują rejestrowanie, przechowywanie i wyszukiwanie informacji o pacjencie oraz danych klinicznych. Pielęgniarki są odpowiedzialne za prowadzenie dokładnej, aktualnej i pełnej dokumentacji dotyczącej ocen pacjentów, interwencji, reakcji na leczenie i innych istotnych informacji w dokumentacji medycznej. Zasady obowiązujące w miejscu pracy mogą określać wymagania dotyczące dokumentacji, wytyczne dotyczące praktyk w zakresie tworzenia wykresów oraz procedury dokumentowania incydentów, błędów lub zdarzeń niepożądanych. Przestrzeganie standardów dokumentacji jest niezbędne do zapewnienia ciągłości opieki, komunikacji między podmiotami świadczącymi opiekę zdrowotną i odpowiedzialności prawnej.

Procedury podawania leków regulują zasady obowiązujące w miejscu pracy, których celem jest promowanie bezpiecznych i skutecznych praktyk związanych z przyjmowaniem leków oraz zapobieganie błędom w stosowaniu leków. Pielęgniarki są odpowiedzialne za weryfikację zamówień leków, dokładne przygotowanie i podawanie leków, monitorowanie pacjentów pod kątem działań niepożądanych leków oraz odpowiednie dokumentowanie podawania leków. Zasady obowiązujące w miejscu pracy mogą określać protokoły dotyczące uzgadniania leków, procedur podwójnej kontroli, przechowywania i obchodzenia się z lekami oraz reagowania na błędy w stosowaniu leków lub zdarzenia niepożądane. Przestrzeganie zasad podawania leków zmniejsza ryzyko błędów w leczeniu, działań niepożądanych leku i szkody dla pacjenta.

Podsumowując, poruszanie się po zasadach obowiązujących w miejscu pracy jest dla pielęgniarek niezbędne do zapewnienia zgodności, profesjonalizmu i etycznego postępowania w ich praktyce. Zasady dotyczące miejsca pracy obejmują szeroki zakres tematów, w tym postępowanie zawodowe, prawa i prywatność pacjentów, protokoły bezpieczeństwa, środki kontroli zakażeń, standardy dokumentacji i procedury podawania leków. Oczekuje się, że pielęgniarki zapoznają się z polityką miejsca pracy odpowiednią dla ich praktyki i roli oraz będą przestrzegać tych zasad w swojej codziennej pracy, aby promować bezpieczeństwo pacjentów, wysoką jakość opieki i etyczne praktyki. Skuteczne stosowanie zasad obowiązujących w miejscu pracy wymaga ciągłej edukacji, komunikacji i współpracy między członkami zespołu opieki zdrowotnej, aby zapewnić spójność, odpowiedzialność i zgodność ze standardami regulacyjnymi i najlepszymi praktykami.

Radzenie sobie z trudnymi pacjentami

Radzenie sobie z interakcjami z trudnymi pacjentami jest nieuniknionym aspektem praktyki pielęgniarskiej, który wymaga cierpliwości, empatii i umiejętności skutecznej komunikacji. Trudni pacjenci mogą wykazywać szereg zachowań, takich jak pobudzenie, agresja, nieprzestrzeganie zaleceń lub wymagania, które mogą stanowić wyzwanie dla zdolności pielęgniarek do zapewniania współczującej opieki i utrzymywania granic zawodowych. Radzenie sobie z trudnymi pacjentami wymaga od pielęgniarek podejścia do każdej sytuacji ze zrozumieniem, asertywnością i zaangażowaniem w promowanie pozytywnych wyników zarówno dla pacjenta, jak i zespołu medycznego. W tym rozdziale omówimy strategie skutecznego radzenia sobie z trudnymi interakcjami z pacjentami bez narażania opieki nad pacjentem i uczciwości zawodowej.

Jedną z najważniejszych strategii postępowania z trudnymi pacjentami jest podejście do każdej interakcji z empatią i nieocenianiem. Trudne zachowania często wynikają z czynników leżących u podstaw, takich jak ból, strach, niepokój, dezorientacja lub doświadczenia z przeszłości, które mogą być zaostrzone przez stres związany z chorobą lub hospitalizacją. Okazując empatię i zrozumienie, pielęgniarki mogą budować relacje z trudnymi pacjentami, potwierdzać ich uczucia i obawy oraz ustanawiać podstawy skutecznej komunikacji i współpracy. Poświęcenie czasu na aktywne słuchanie, uznanie punktu widzenia pacjenta i potwierdzenie jego emocji może pomóc w złagodzeniu napiętych sytuacji i budowaniu poczucia zaufania i współpracy.

Skuteczna komunikacja jest kluczem do radzenia sobie z trudnymi interakcjami z pacjentami i konstruktywnego rozwiązywania konfliktów. Pielęgniarki powinny starać się komunikować w sposób jasny, spokojny i asertywny z trudnymi pacjentami, używając języka pełnego szacunku, niekonfrontacyjnego i niezagrażającego. Ustalenie jasnych oczekiwań, granic i ograniczeń zachowania może pomóc sprostać trudnym oczekiwaniom pacjentów i zapobiec eskalacji nieporozumień lub konfliktów. Pielęgniarki powinny także stosować techniki aktywnego słuchania, takie jak parafrazowanie, podsumowywanie i refleksja, aby wykazać się empatią i zapewnić wzajemne zrozumienie podczas interakcji z trudnymi pacjentami.

Utrzymanie granic zawodowych jest niezbędne w przypadku trudnych pacjentów, aby chronić dobro pielęgniarek oraz zapewnić bezpieczeństwo i integralność opieki nad pacjentem. Pielęgniarki powinny ustalić jasne granice z trudnymi pacjentami w zakresie akceptowalnego zachowania, właściwej komunikacji oraz poszanowania przestrzeni osobistej i prywatności. Ustalanie ograniczeń dla zakłócającego lub obraźliwego zachowania, egzekwowanie zasad i procedur placówki oraz angażowanie ochrony lub innych członków zespołu medycznego, jeśli zajdzie taka potrzeba, może pomóc w leczeniu trudnych pacjentów, przy jednoczesnym utrzymaniu bezpiecznego i terapeutycznego środowiska dla wszystkich zaangażowanych osób. Pielęgniarki powinny także szukać wsparcia u współpracowników, przełożonych lub specjalistów w dziedzinie zdrowia psychicznego, jeśli czują się przytłoczeni lub zagrożeni trudnymi interakcjami z pacjentami.

Współpraca z zespołem medycznym ma kluczowe znaczenie dla skutecznego radzenia sobie z trudnymi interakcjami z pacjentami i zapewnienia kompleksowej opieki pacjentom o złożonych potrzebach. Pielęgniarki powinny współpracować z lekarzami, innymi pielęgniarkami, pracownikami socjalnymi, specjalistami zajmującymi się zdrowiem psychicznym i personelem pomocniczym w celu opracowania zindywidualizowanych planów opieki, zajęcia się podstawowymi kwestiami przyczyniającymi się do trudnych zachowań oraz wdrożenia strategii radzenia sobie z trudnymi sytuacjami. Spotkania zespołów multidyscyplinarnych, konferencje dotyczące przypadków lub sesje podsumowujące mogą zapewnić możliwość wymiany spostrzeżeń, rozwiązywania problemów i koordynowania opieki nad trudnymi pacjentami w różnych dyscyplinach i placówkach opieki.

Samoopieka jest niezbędna, aby pielęgniarki mogły zachować odporność i dobre samopoczucie podczas radzenia sobie z trudnymi pacjentami i stresującymi sytuacjami w środowisku opieki zdrowotnej. Pielęgniarki powinny priorytetowo traktować czynności związane z samoopieką, takie jak regularne ćwiczenia, odpowiedni sen, zdrowe odżywianie, uważność lub techniki relaksacyjne oraz angażowanie się w hobby lub zajęcia, które przynoszą radość i spełnienie. Robienie przerw, szukanie wsparcia u współpracowników lub przełożonych oraz korzystanie z programów pomocy dla pracowników lub usług doradczych może również pomóc pielęgniarkom uporać się z emocjonalnymi żniwami radzenia sobie z trudnymi interakcjami z pacjentami oraz zapobiec wypaleniu i zmęczeniu współczuciem.

Podsumowując, radzenie sobie z trudnymi pacjentami jest trudnym, ale nieuniknionym aspektem praktyki pielęgniarskiej, który wymaga cierpliwości, empatii i umiejętności skutecznej komunikacji. Podchodząc do trudnych interakcji z pacjentami z empatią, jasną komunikacją i asertywnością, pielęgniarki mogą budować zaufanie, radzić sobie z oczekiwaniami i promować pozytywne wyniki zarówno dla pacjentów, jak i zespołu medycznego. Utrzymywanie granic zawodowych, współpraca z zespołem medycznym i nadawanie priorytetu samoopiece to podstawowe strategie radzenia sobie z trudnymi interakcjami z pacjentami, przy jednoczesnej ochronie dobrego samopoczucia pielęgniarek i zapewnianiu wysokiej jakości opieki skoncentrowanej na pacjencie.

Rozwiązanie konfliktu

Konflikt jest naturalną częścią interakcji międzyludzkich, a w środowisku opieki zdrowotnej, gdzie emocje są ogromne, a stawka jest znacząca, mogą pojawić się konflikty pomiędzy pracownikami służby zdrowia, pacjentami, rodzinami i innymi zainteresowanymi stronami. Rozwiązywanie konfliktów jest kluczową umiejętnością pielęgniarek, ponieważ pozwala na skuteczne radzenie sobie z nieporozumieniami i promowanie pozytywnych wyników dla wszystkich zaangażowanych stron. Stosując techniki komunikacji, aktywne słuchanie, empatię i strategie rozwiązywania problemów, pielęgniarki mogą konstruktywnie radzić sobie z konfliktami i utrzymywać środowisko wspierające opiekę nad pacjentem. W tym rozdziale zbadamy znaczenie rozwiązywania konfliktów w pielęgniarstwie, kluczowe zasady rozwiązywania konfliktów i strategie skutecznego zarządzania konfliktami w środowisku opieki zdrowotnej.

Rozwiązywanie konfliktów jest niezbędne w praktyce pielęgniarskiej, ponieważ promuje współpracę, pracę zespołową i skuteczną komunikację między pracownikami służby zdrowia, co ostatecznie prowadzi do lepszych wyników leczenia pacjentów. Konflikt może wynikać z różnic w wartościach, stylach komunikacji, priorytetach lub celach, a jeśli pozostanie nierozwiązany, może negatywnie wpłynąć na opiekę nad pacjentem, morale zespołu i efektywność organizacji. Pielęgniarki odgrywają kluczową rolę w rozwiązywaniu konfliktów w placówce opieki zdrowotnej, ponieważ często stoją na czele opieki nad pacjentem i współdziałają z wieloma członkami zespołu opieki zdrowotnej.

Jedną z kluczowych zasad rozwiązywania konfliktów jest podejście do konfliktów z otwartym umysłem i chęcią wysłuchania i zrozumienia różnych perspektyw. Pielęgniarki powinny dążyć do stworzenia bezpiecznego i wspierającego środowiska dla otwartego dialogu, w którym wszystkie strony czują się wysłuchane, szanowane i cenione. Techniki aktywnego słuchania, takie jak parafrazowanie, podsumowywanie i refleksja, mogą pomóc pielęgniarkom w wyjaśnieniu nieporozumień, zidentyfikowaniu podstawowych obaw i zweryfikowaniu emocji osób zaangażowanych w konflikt. Okazując empatię i zrozumienie, pielęgniarki mogą budować relacje i zaufanie ze skonfliktowanymi stronami, kładąc podwaliny pod wspólne rozwiązywanie problemów i ich rozwiązywanie.

Skuteczna komunikacja jest niezbędna do rozwiązywania konfliktów w praktyce pielęgniarskiej. Pielęgniarki powinny używać jasnej, asertywnej i pełnej szacunku komunikacji podczas rozwiązywania konfliktów, koncentrując się na konkretnym zachowaniu lub problemie, a nie na osobistych atakach lub osądach. Używanie stwierdzeń „ja" do wyrażania uczuć, perspektyw i potrzeb może pomóc pielęgniarkom w asertywnym i asertywnym wyrażaniu siebie oraz w unikaniu eskalacji konfliktów. Pielęgniarki powinny także zachęcać do otwartej komunikacji, aktywnego uczestnictwa i wzajemnego szacunku pomiędzy skonfliktowanymi stronami, tworząc atmosferę współpracy, w której można rozwiązywać problemy i wspólnie szukać rozwiązań.

Inną zasadą rozwiązywania konfliktów jest skupienie się na wspólnych celach i interesach, a nie na stanowiskach i różnicach. Pielęgniarki powinny starać się określić wspólne cele i priorytety skonfliktowanych stron, takie jak zapewnienie wysokiej jakości opieki nad pacjentem, zapewnienie bezpieczeństwa pacjenta lub poprawa pracy zespołowej i komunikacji. Koncentrując się na wspólnej płaszczyźnie i wspólnych wartościach, pielęgniarki mogą ułatwić współpracę i kompromis, prowadząc do wzajemnie akceptowalnych rozwiązań, które odpowiadają podstawowym potrzebom i obawom wszystkich zaangażowanych osób. Burza mózgów na temat kreatywnych rozwiązań, badanie alternatyw i poszukiwanie rozwiązań korzystnych dla obu stron może pomóc w skutecznym rozwiązywaniu konfliktów, jednocześnie zachowując relacje i promując pozytywne wyniki dla pacjentów i zespołu medycznego.

Rozwiązywanie konfliktów w pielęgniarstwie wymaga również umiejętności radzenia sobie z emocjami i skutecznego łagodzenia napiętych sytuacji. Pielęgniarki powinny zachować spokój, opanowanie i profesjonalizm podczas rozwiązywania konfliktów, nawet w obliczu złości, frustracji lub agresji ze strony innych osób. Stosowanie technik takich jak głębokie oddychanie, uważność lub wizualizacja może pomóc pielęgniarkom zachować skupienie i koncentrację podczas stresujących spotkań. Pielęgniarki powinny także wyznaczać granice, egzekwować zasady obowiązujące w placówce i angażować odpowiedni personel pomocniczy lub zasoby, takie jak przełożeni, pracownicy ochrony lub specjaliści ds. zdrowia psychicznego, gdy eskalacja konfliktów przekracza ich zdolność do samodzielnego radzenia sobie.

Podsumowując, rozwiązywanie konfliktów jest kluczową umiejętnością pielęgniarek, pozwalającą na radzenie sobie z nieporozumieniami i promowanie pozytywnych wyników w placówce opieki zdrowotnej. Podchodząc do konfliktów z otwartością, empatią i asertywną komunikacją, pielęgniarki mogą stworzyć środowisko sprzyjające rozwiązywaniu problemów, budowaniu zaufania i wspieraniu współpracy między pracownikami służby zdrowia, pacjentami i rodzinami. Koncentrując się na wspólnych celach, aktywnie słuchając różnych perspektyw i szukając rozwiązań korzystnych dla obu stron, pielęgniarki mogą skutecznie rozwiązywać konflikty, zachowując jednocześnie uczciwość zawodową i promując wysoką jakość opieki nad pacjentem.

Sytuacje awaryjne

Sytuacje nadzwyczajne to nieprzewidywalne zdarzenia, które wymagają szybkiej i skutecznej reakcji, aby zapobiec szkodom, uratować życie oraz zapewnić bezpieczeństwo i dobro osób w potrzebie. W placówkach opieki zdrowotnej pielęgniarki odgrywają kluczową rolę w zarządzaniu sytuacjami awaryjnymi, ponieważ często to one jako pierwsze udzielają pomocy w nagłych przypadkach medycznych i są przeszkolone w zakresie oceny, interweniowania i koordynowania opieki w sytuacjach wysokiego stresu. Zrozumienie protokołów gotowości na wypadek sytuacji awaryjnych, utrzymywanie kompetencji klinicznych i współpraca z zespołem opieki zdrowotnej są niezbędne, aby pielęgniarki mogły skutecznie reagować w sytuacjach awaryjnych i zapewniać pacjentom optymalną opiekę. W tym rozdziale zbadamy znaczenie gotowości na wypadek sytuacji awaryjnych w praktyce pielęgniarskiej, kluczowe zasady reagowania w sytuacjach awaryjnych oraz strategie skutecznego zarządzania sytuacjami awaryjnymi.

Gotowość na wypadek sytuacji kryzysowych jest kamieniem węgielnym praktyki pielęgniarskiej, ponieważ pielęgniarkom powierzono obowiązek reagowania na nagłe przypadki medyczne oraz zapewniania pacjentom w sytuacji kryzysowej terminowej i odpowiedniej opieki. Pielęgniarki muszą posiadać wiedzę na temat protokołów, procedur i sprzętu stosowanego w sytuacjach awaryjnych w placówce opieki zdrowotnej, a także być przeszkolone w zakresie podstawowych zabiegów resuscytacyjnych (BLS), zaawansowanych zabiegów resuscytacyjnych (ACLS) i innych odpowiednich interwencji w sytuacjach awaryjnych. Regularne szkolenia, ćwiczenia i symulacje są niezbędne do utrzymania kompetencji klinicznych i gotowości do skutecznego reagowania w sytuacjach awaryjnych.

Jedną z kluczowych zasad reagowania w sytuacjach awaryjnych jest priorytetowe traktowanie bezpieczeństwa pacjenta i stabilizacji w sytuacji awaryjnej. Pielęgniarki muszą szybko ocenić miejsce zdarzenia, zapewnić bezpieczeństwo osobiste i ustalić priorytety interwencji w oparciu o stan pacjenta i najpilniejsze potrzeby. Podstawowymi celami reagowania w nagłych wypadkach jest ocena i leczenie stanów zagrażających życiu, takich jak niedrożność dróg oddechowych, trudności w oddychaniu, zatrzymanie akcji serca lub ciężki uraz, a także ustabilizowanie stanu pacjenta, aby zapobiec dalszemu pogorszeniu i ułatwić przekazanie go pod opiekę ostateczną.

Skuteczna komunikacja ma kluczowe znaczenie w sytuacjach awaryjnych, aby zapewnić terminową koordynację opieki i efektywne wykorzystanie zasobów. Pielęgniarki powinny komunikować się jasno, spokojnie i asertywnie z innymi członkami zespołu medycznego, przekazując niezbędne informacje o stanie pacjenta, wykonanych interwencjach i potrzebnej pomocy. Współpraca z lekarzami, terapeutami oddechowymi, ratownikami medycznymi i innymi podmiotami świadczącymi opiekę zdrowotną pozwala na wielodyscyplinarną ocenę i leczenie pacjentów w sytuacji kryzysowej, optymalizując wyniki i minimalizując opóźnienia w opiece.

Kolejną kluczową zasadą reagowania w sytuacjach kryzysowych jest zachowanie spokoju, skupienia i zdolności adaptacji w sytuacjach o dużym stresie. Pielęgniarki muszą panować nad emocjami, zachować spokój i skutecznie ustalać priorytety zadań, aby zapewnić zorganizowaną i skuteczną opiekę w sytuacjach awaryjnych. Korzystanie z pomocy poznawczych, takich jak algorytmy postępowania w sytuacjach awaryjnych, listy kontrolne lub mnemoniki, może pomóc pielęgniarkom w przypomnieniu sobie kluczowych informacji i interwencji pod presją, zmniejszając ryzyko błędów lub zaniedbań w opiece. Pielęgniarki powinny także w razie potrzeby delegować zadania, mobilizować zasoby i często oceniać stan pacjenta, aby w razie potrzeby dostosować interwencje.

Oprócz zarządzania opieką nad pacjentem w sytuacjach awaryjnych pielęgniarki muszą także dbać o emocjonalne i psychologiczne potrzeby pacjentów, rodzin i współpracowników dotkniętych kryzysem. Zapewnienie wsparcia emocjonalnego, zapewnienia i informacji pacjentom i rodzinom może pomóc złagodzić niepokój, strach i niepewność w stresujących sytuacjach. Pielęgniarki powinny także przeprowadzać sprawozdania ze współpracownikami, uczestniczyć w podsumowaniach dotyczących zarządzania stresem związanym z incydentami krytycznymi (CISM) oraz uzyskiwać dostęp do zasobów wsparcia, jeśli jest to konieczne, aby przetworzyć własne emocje i doświadczenia związane z sytuacją kryzysową.

Podsumowując, sytuacje awaryjne wymagają od pielęgniarek szybkiego, zdecydowanego i wspólnego reagowania, aby zapewnić bezpieczeństwo i dobro pacjentów w sytuacji kryzysowej. Utrzymując gotowość na wypadek sytuacji kryzysowych, kompetencje kliniczne i umiejętności skutecznej komunikacji, pielęgniarki mogą skutecznie zarządzać sytuacjami kryzysowymi i zapewniać potrzebującym pacjentom optymalną opiekę. Priorytetowe traktowanie bezpieczeństwa pacjenta, zachowanie spokoju pod presją oraz uwzględnianie potrzeb emocjonalnych pacjentów i współpracowników to podstawowe zasady reagowania w sytuacjach kryzysowych, które kierują pielęgniarkami w zapewnianiu współczującej i skutecznej opieki w krytycznych sytuacjach.

Radzenie sobie ze śmiercią

W pielęgniarstwie spotkanie ze śmiercią jest nieuniknionym aspektem opieki nad pacjentami z poważnymi chorobami, schorzeniami przewlekłymi lub urazami zagrażającymi życiu. Pielęgniarki często stoją na czele opieki u schyłku życia, zapewniając wsparcie, komfort i pełną współczucia opiekę pacjentom i ich rodzinom w chwilach straty i żałoby. Radzenie sobie ze śmiercią wymaga od pielęgniarek radzenia sobie ze złożonymi emocjami, skutecznej komunikacji z pacjentami i rodzinami oraz angażowania się w praktyki samoopieki, aby zachować odporność i dobre samopoczucie. W tym rozdziale omówimy wyzwania i obowiązki związane ze śmiercią w praktyce pielęgniarskiej oraz strategie zapewnienia wysokiej jakości opieki u schyłku życia.

Spotkanie ze śmiercią może wywołać u pielęgniarek szereg emocji, w tym smutek, żal, poczucie winy i niepokój. Pielęgniarki mogą nawiązywać bliskie więzi z pacjentami i ich rodzinami, przez co strata pacjenta jest głęboko osobista i dotkliwa. Pielęgniarki muszą rozpoznawać i przetwarzać swoje emocje w zdrowy sposób, szukając wsparcia u współpracowników, przełożonych lub w razie potrzeby doradców. Praktyki refleksyjne, takie jak prowadzenie dziennika, sesje podsumowujące lub uczestnictwo w grupach wsparcia, mogą pomóc pielęgniarkom uporać się z emocjonalnymi skutkami radzenia sobie ze śmiercią i zapobiec wypaleniu zawodowemu lub zmęczeniu współczuciem.

Komunikacja jest kluczowym aspektem zapewniania współczującej opieki u schyłku życia oraz wspierania pacjentów i rodzin w chwilach straty. Pielęgniarki powinny otwarcie, uczciwie i z wyczuciem komunikować się z pacjentami i ich rodzinami na temat rokowań pacjenta, celów opieki i preferencji dotyczących leczenia u schyłku życia. Dostarczanie informacji na temat dostępnych usług wsparcia, możliwości opieki paliatywnej i planowania opieki z wyprzedzeniem może pomóc pacjentom i rodzinom w podejmowaniu świadomych decyzji dotyczących ich opieki i przygotowaniu się na koniec życia. Pielęgniarki powinny również oferować wsparcie emocjonalne, aktywne słuchanie oraz potwierdzanie uczuć i obaw pacjentów i ich rodzin, tworząc bezpieczne i wspierające środowisko do przepracowania żałoby i pożegnania.

Zapewnienie komfortu i leczenie objawów to centralny aspekt opieki u schyłku życia, ponieważ pielęgniarki starają się łagodzić cierpienie oraz promować godność i jakość życia pacjentów zbliżających się do końca życia. Pielęgniarki powinny oceniać i leczyć objawy fizyczne, takie jak ból, duszność, nudności i lęk, stosując interwencje oparte na dowodach i interdyscyplinarne podejście do opieki paliatywnej. Środki zapewniające komfort, takie jak ułożenie pacjenta, delikatny dotyk, kojąca muzyka lub techniki relaksacyjne, mogą pomóc w zapewnieniu relaksu i spokoju pacjentom i rodzinom podczas procesu umierania. Pielęgniarki powinny także zapewniać możliwości wsparcia duchowego i egzystencjalnego, szanując przekonania i preferencje pacjentów i rodzin dotyczące rytuałów, modlitw lub znaczących kontaktów z bliskimi.

Wspieranie rodzin i bliskich jest istotnym aspektem opieki u schyłku życia, ponieważ radzą sobie oni z emocjonalnymi, praktycznymi i duchowymi aspektami straty i żałoby. Pielęgniarki powinny zapewniać rodzinom ciągłe wsparcie, edukację i wskazówki podczas całego procesu umierania, pomagając im zrozumieć, czego się spodziewać i jak radzić sobie z żalem i stratą. Zachęcanie rodzin do spędzania wartościowego czasu z ukochaną osobą, wyrażania swoich uczuć i dzielenia się wspomnieniami może pomóc w ułatwieniu znaczących więzi i zamknięciu procesu umierania. Pielęgniarki powinny także pomagać rodzinom w dostępie do usług wsparcia, poradnictwa i zasobów związanych z żałobą, aby mogły poradzić sobie z żałobą i dostosować się do życia po stracie bliskiej osoby.

Angażowanie się w praktyki samoopieki jest niezbędne, aby pielęgniarki mogły zachować odporność i dobre samopoczucie w obliczu śmierci w praktyce pielęgniarskiej. Pielęgniarki powinny priorytetowo traktować czynności związane z samoopieką, takie jak regularne ćwiczenia, odpowiednia ilość snu, zdrowe odżywianie i zajęcia w czasie wolnym, które sprzyjają relaksowi i łagodzeniu stresu. Wyznaczanie granic, szukanie wsparcia u współpracowników lub przełożonych oraz praktykowanie uważności lub medytacji mogą pomóc pielęgniarkom w zarządzaniu emocjami i zapobieganiu zmęczeniu współczuciem lub wypaleniu. Dbając o siebie, pielęgniarki mogą nadal zapewniać współczującą i skuteczną opiekę pacjentom i rodzinom w chwilach straty i żałoby.

Podsumowując, radzenie sobie ze śmiercią jest trudnym, ale istotnym aspektem praktyki pielęgniarskiej, który wymaga współczucia, empatii i umiejętności skutecznej komunikacji. Uznając i przetwarzając ich emocje, wrażliwie komunikując się z pacjentami i ich rodzinami, zapewniając komfort i opanowanie objawów, wspierając rodziny w procesie żałoby oraz angażując się w praktyki samoopieki, pielęgniarki mogą zapewnić pacjentom i pacjentom wysokiej jakości opiekę i wsparcie na koniec życia. rodziny w czasach straty i transformacji. Szanując godność i człowieczeństwo każdej osoby, pielęgniarki mogą znacząco zmienić życie osób stojących w obliczu śmierci i żałoby, zapewniając pocieszenie, pocieszenie i nadzieję w najtrudniejszych momentach życia.

Autorefleksja i informacja zwrotna

Autorefleksja i informacje zwrotne są istotnymi elementami rozwoju zawodowego w praktyce pielęgniarskiej. Poprzez autorefleksję pielęgniarki mogą zbadać swoje działania, postawy i przekonania, zidentyfikować obszary wymagające poprawy i wyznaczyć cele rozwoju osobistego i zawodowego. Informacje zwrotne, czy to od współpracowników, przełożonych, pacjentów, czy też samoocena, dostarczają cennych spostrzeżeń i perspektyw, które pomagają pielęgniarkom zdobyć samoświadomość, udoskonalić swoje umiejętności i poprawić jakość świadczonej opieki. W tym rozdziale zbadamy znaczenie autorefleksji i informacji zwrotnej w pielęgniarstwie, strategie angażowania się w autorefleksję oraz techniki skutecznego udzielania i otrzymywania informacji zwrotnej.

Autorefleksja to proces introspekcji i samoanalizy, który pozwala pielęgniarkom zgłębić swoje myśli, uczucia i doświadczenia w praktyce klinicznej. Poświęcając czas na refleksję nad swoimi działaniami, interakcjami i decyzjami, pielęgniarki mogą uzyskać wgląd w swoje mocne i słabe strony oraz obszary wymagające rozwoju. Autorefleksja umożliwia pielęgniarkom identyfikację wzorców zachowań, rozpoznawanie uprzedzeń i założeń oraz stawianie sobie wyzwań w zakresie przyjęcia nowych perspektyw i podejść do opieki. Angażowanie się w autorefleksję sprzyja samoświadomości, krytycznemu myśleniu i ciągłemu uczeniu się, zwiększając zdolność pielęgniarek do zapewniania pacjentom i rodzinom bezpiecznej, współczującej i kompetentnej kulturowo opieki.

Pielęgniarki mogą zastosować kilka strategii, aby skutecznie zaangażować się w autorefleksję. Dziennikowanie to powszechna technika, która pozwala pielęgniarkom zapisywać swoje przemyślenia, doświadczenia i obserwacje na piśmie, zapewniając przestrzeń do wyrażania siebie i eksploracji. Podpowiedzi do pisania refleksyjnego, takie jak „Co dzisiaj poszło dobrze?" lub „Co mogłem zrobić inaczej?" może pomóc pielęgniarkom w refleksji nad konkretnymi aspektami ich praktyki i identyfikowaniu możliwości doskonalenia. Wzajemne grupy dyskusyjne, programy mentorskie lub warsztaty praktyki refleksyjnej również zapewniają pielęgniarkom możliwość zaangażowania się w ustrukturyzowaną refleksję, wymianę doświadczeń i uzyskanie spostrzeżeń od współpracowników.

Informacje zwrotne to kolejne cenne narzędzie rozwoju zawodowego pielęgniarek, dostarczające pielęgniarkom informacji na temat ich wyników, zachowań i wpływu na innych. Informacje zwrotne mogą pochodzić z różnych źródeł, w tym od współpracowników, przełożonych, pacjentów, a także z samooceny i mogą przybierać różne formy, takie jak informacje zwrotne werbalne, oceny pisemne lub oceny wyników. Otrzymywanie informacji zwrotnej pozwala pielęgniarkom zyskać perspektywę na temat ich mocnych stron i obszarów wymagających poprawy, potwierdzić swoje wysiłki oraz zidentyfikować możliwości wzrostu i rozwoju. Włączanie informacji zwrotnych do praktyki sprzyja kulturze ciągłego doskonalenia, odpowiedzialności i doskonałości w pielęgniarstwie.

Skuteczne przekazywanie informacji zwrotnej wymaga wrażliwości, konkretności i umiejętności konstruktywnej komunikacji. Przekazując informacje zwrotne współpracownikom lub studentom, pielęgniarki powinny skupić się na konkretnych zachowaniach lub działaniach, zamiast dokonywać uogólnień lub osądów na temat ich charakteru lub kompetencji. Informacje zwrotne powinny być aktualne, konkretne i przydatne oraz zawierać konkretne przykłady i sugestie dotyczące ulepszeń. Korzystanie z modelu informacji zwrotnej, takiego jak podejście „kanapkowe", które polega na umieszczeniu konstruktywnej informacji zwrotnej pomiędzy pozytywną informacją zwrotną a zachętą, może pomóc złagodzić wpływ krytyki i zwiększyć otwartość na informację zwrotną.

Wdzięczne przyjmowanie informacji zwrotnych jest niezbędną umiejętnością, którą pielęgniarki muszą rozwijać, ponieważ wymaga otwartości, pokory oraz chęci do nauki i rozwoju. Pielęgniarki powinny podchodzić do informacji zwrotnej z otwartym umysłem i nastawieniem na rozwój, postrzegając je jako okazję do nauki i rozwoju zawodowego, a nie jako osobistą krytykę. Aktywne słuchanie, zadawanie wyjaśniających pytań i wyrażanie wdzięczności za otrzymaną informację zwrotną może wykazać otwartość i wdzięczność, wzmacniając zaufanie i współpracę z dostawcami informacji zwrotnych. Pielęgniarki powinny także zastanowić się nad otrzymanymi opiniami, określić możliwe do podjęcia kroki w celu poprawy i skontaktować się z dostawcami informacji zwrotnych, aby wykazać postęp i zaangażowanie na rzecz rozwoju.

Podsumowując, autorefleksja i informacja zwrotna to procesy niezbędne do rozwoju zawodowego i rozwoju w praktyce pielęgniarskiej. Angażując się w autorefleksję, pielęgniarki mogą uzyskać wgląd w swoje mocne strony i obszary wymagające poprawy, wspierając samoświadomość, krytyczne myślenie i ciągłe uczenie się. Otrzymywanie informacji zwrotnych od współpracowników, przełożonych, pacjentów oraz samoocena dostarczają cennych spostrzeżeń i perspektyw, które pomagają pielęgniarkom udoskonalać swoje umiejętności, udoskonalać swoją praktykę i poprawiać jakość świadczonej opieki. Włączając autorefleksję i informacje zwrotne do swojej praktyki, pielęgniarki mogą kultywować kulturę doskonałości, odpowiedzialności i ciągłego doskonalenia, zapewniając świadczenie bezpiecznej, współczującej i skoncentrowanej na pacjencie opieki.

Utrzymywanie motywacji i pasji

W pielęgniarstwie utrzymywanie motywacji i pasji jest niezbędne do utrzymania entuzjazmu, odporności i zaangażowania w zawód pomimo wyzwań i wymagań praktyki klinicznej. Pielęgniarki, które są zmotywowane i pasjonują się swoją pracą, z większym prawdopodobieństwem będą zapewniać opiekę wysokiej jakości, opowiadać się za potrzebami pacjentów i wnosić pozytywny wkład do swoich zespołów i organizacji opieki zdrowotnej. Kultywowanie motywacji i pasji wymaga od pielęgniarek pielęgnowania poczucia celu, znajdowania spełnienia w pracy oraz priorytetowego traktowania samoopieki i dobrego samopoczucia. W tym rozdziale omówimy strategie utrzymywania motywacji i pasji w praktyce pielęgniarskiej, nawet w obliczu przeciwności losu lub wypalenia zawodowego.

Jedną z kluczowych strategii utrzymania motywacji i pasji w pielęgniarstwie jest ponowne połączenie się ze swoim poczuciem celu i wartości. Refleksja nad powodami, dla których zdecydowano się na karierę pielęgniarską, takimi jak chęć pomagania innym, dokonywania zmian w życiu ludzi lub przyczyniania się do większego dobra, może na nowo rozbudzić pasję i entuzjazm dla tego zawodu. Pielęgniarki, które czują się zgodne ze swoimi wartościami i misją, z większym prawdopodobieństwem odnajdują spełnienie i sens w swojej pracy, nawet w trudnych czasach, a także nadal angażują się w zapewnianie współczującej i skoncentrowanej na pacjencie opieki.

Tworzenie wspierającego środowiska pracy jest niezbędne do utrzymania motywacji i pasji w praktyce pielęgniarskiej. Pielęgniarki rozwijają się w środowisku, w którym czują się cenione, szanowane i wspierane przez swoich współpracowników, przełożonych i organizacje zajmujące się opieką zdrowotną. Budowanie pozytywnych relacji, kultywowanie pracy zespołowej oraz docenianie i świętowanie osiągnięć może podnieść morale i stworzyć poczucie koleżeństwa i przynależności w zespołach pielęgniarskich. Pielęgniarki powinny opowiadać się za polityką i praktykami w miejscu pracy, które promują równowagę między życiem zawodowym a prywatnym, rozwój zawodowy i dobre samopoczucie pracowników, zapewniając wszystkim pozytywną i wspierającą kulturę pracy.

Ciągłe uczenie się i rozwój zawodowy są niezbędne, aby utrzymać motywację i pasję w praktyce pielęgniarskiej. Pielęgniarki powinny szukać możliwości uczenia się, rozwoju i awansu, takich jak uczestnictwo w konferencjach, zdobywanie certyfikatów lub wyższych stopni naukowych, udział w programach kształcenia ustawicznego lub angażowanie się w badania i działalność naukową. Poszerzając swoją wiedzę i umiejętności, pielęgniarki mogą być na bieżąco z najlepszymi praktykami, innowacyjnymi technologiami i interwencjami opartymi na dowodach, zwiększając ich skuteczność i pewność siebie w swoich rolach oraz utrzymując entuzjazm w swojej pracy.

Inną strategią utrzymania motywacji i pasji w pielęgniarstwie jest nadanie priorytetu samoopiece i dobremu samopoczuciu. Pielęgniarki często przedkładają potrzeby innych nad własne, co z czasem prowadzi do wypalenia zawodowego, zmęczenia współczuciem i spadku motywacji. Poświęcanie czasu na czynności związane z samopielęgnacją, takie jak ćwiczenia, relaks, hobby i spędzanie czasu z bliskimi, jest niezbędne do naładowania i uzupełnienia rezerw fizycznych, emocjonalnych i psychicznych. Wyznaczanie granic, praktykowanie uważności lub medytacji oraz szukanie wsparcia u współpracowników, przełożonych lub specjalistów ds. zdrowia psychicznego może pomóc pielęgniarkom radzić sobie ze stresem, zapobiegać wypaleniu zawodowemu i utrzymywać zdrową równowagę między życiem zawodowym a prywatnym.

Znajdowanie radości i spełnienia w codziennych chwilach to skuteczny sposób na utrzymanie motywacji i pasji w praktyce pielęgniarskiej. Pielęgniarki powinny skupiać się na pozytywnych aspektach swojej pracy, takich jak tworzenie więzi z pacjentami i rodzinami, bycie świadkiem momentów zdrowienia i powrotu do zdrowia lub wprowadzanie znaczących zmian w czyimś życiu.

Świętowanie małych zwycięstw, wyrażanie wdzięczności i utrzymywanie poczucia humoru może pomóc pielęgniarkom zachować odporność i optymizm w obliczu przeciwności losu lub wyzwań. Przyjmując nastawienie pełne wdzięczności i uznania, pielęgniarki mogą rozwijać radość, odporność i pasję do swojej pracy, nawet w najbardziej wymagających okolicznościach.

Podsumowując, utrzymanie motywacji i pasji w praktyce pielęgniarskiej wymaga od pielęgniarek pielęgnowania poczucia celu, kultywowania wspierających relacji, priorytetowego traktowania ciągłego uczenia się i rozwoju zawodowego, priorytetowego traktowania samoopieki i dobrego samopoczucia oraz znajdowania radości i spełnienia w swojej pracy. Kierując się swoimi wartościami, opowiadając się za wspierającym środowiskiem pracy oraz wykorzystując możliwości rozwoju i samoopieki, pielęgniarki mogą zachować entuzjazm, odporność i zaangażowanie w zawód, zapewniając świadczenie wysokiej jakości, pełnej współczucia i skupionej na pacjencie opieki.

Wniosek

Podsumowując, droga do zostania pielęgniarką i radzenia sobie ze złożonością środowiska opieki zdrowotnej jest zarówno wymagająca, jak i satysfakcjonująca. W całym tym przewodniku zbadaliśmy różne aspekty praktyki pielęgniarskiej, od podstawowych umiejętności po zaawansowane koncepcje, i podkreśliliśmy znaczenie ciągłego uczenia się, autorefleksji i rozwoju zawodowego.

Jako początkujące lub praktykujące pielęgniarki musimy pamiętać, jak ważne w naszych rolach jest współczucie, empatia i wsparcie. Niezależnie od tego, czy zapewniają bezpośrednią opiekę nad pacjentem, współpracują z zespołami interdyscyplinarnymi, czy też opowiadają się za prawami pacjentów, pielęgniarki mają głęboki wpływ na życie jednostek i społeczności.

Omówiliśmy znaczenie opanowania podstawowych umiejętności pielęgniarskich, zrozumienia obowiązków zawodowych i podejmowania wyzwań, takich jak komunikacja, praca zespołowa i etyczne podejmowanie decyzji. Dodatkowo zbadaliśmy strategie radzenia sobie z trudnymi sytuacjami, wspierania pacjentów i rodzin w czasach kryzysu oraz utrzymywania motywacji i pasji do zawodu pielęgniarki.

Ostatecznie pielęgniarstwo to coś więcej niż tylko zawód – to powołanie, powołanie zakorzenione w chęci łagodzenia cierpienia, promowania zdrowia i poprawy jakości życia innych. Wcielając w życie takie wartości, jak współczucie, uczciwość i uczenie się przez całe życie, pielęgniarki mogą znacząco zmienić życie osób, którym służą, i przyczynić się do rozwoju opieki zdrowotnej na całym świecie.

Rozpoczynając swoją przygodę z pielęgniarstwem lub kontynuując rozwój w swojej praktyce, pamiętaj, aby traktować wyzwania jako szanse na rozwój, szukać wsparcia i mentoringu u współpracowników i mentorów i nigdy nie tracić z oczu wpływu, jaki masz na życie innych.

Dziękujemy, że przyłączyłeś się do nas w badaniu praktyki pielęgniarskiej. Oby odnalazła spełnienie, radość i cel w swojej podróży jako pielęgniarki, a także nadal inspirowała i wzmacniała ludzi wokół siebie swoją pasją i oddaniem zawodowi pielęgniarki.

www.ingramcontent.com/pod-product-compliance
Lightning Source LLC
Chambersburg PA
CBHW050112230526
45470CB00004B/1793